痛みに効果

経筋体操

簡単・即効の
等尺性運動療法

橋本 多聞 編著

錦房

編集・執筆一覧

●編　集
　橋本多聞（はしもとたもん）　鍼灸整骨院玄武堂　代表

●執　筆
　橋本多聞（はしもとたもん）　同上
　小野卓弥（おの　たくや）　　鍼灸整骨院玄武堂
　有馬義貴（ありまよしたか）　常葉大学教授

序　　文

　経筋体操とは，患部の筋肉・関節を極力動かさず，患部に関連する遠隔部の筋肉を動かすことで，愁訴を改善に向かわせる運動療法であり，東洋医学の概念である経筋理論を用いたより実践的な治療法の一つである．負荷は自動運動を主体とするため，習得が容易であり，アスリートから脆弱者まで，誰でも実践可能である．

　本書は，経筋を現代医学的にまで追求した今までにない書である．経筋の理解をより深めたい方，治療に経筋を取り入れたい医療従事者にとって最適な内容となっている．

　経筋体操は，施術者によるトリートメント（治療），器具や自重によるトレーニング，筋の柔軟性，関節可動域を広めるストレッチからなり，治療から予防まで一貫して行うことができる．トリートメントに加え，ストレッチ，トレーニングを日常的に併用することで，健康を増進し，健康寿命の延伸にも効果があると考えている．

　経筋とは東洋医学の概念であり，古典には，広義の経絡に含まれる十二経脈及びそれに関係する経脈中の気血によって栄養されている筋組織とある．鍼灸師や柔道整復師は運動器疾患を診ることが非常に多く，著者は以前より経筋に注目していた．痛みのある部位以外の経穴を使い，経絡を通すことにより病を治すのが経絡理論を用いた治療法であるならば，痛みのある部位以外の経筋を動かし，気血の巡り，陰陽のバランスを良くすることで，その病証に変化が起こせると考えたのが，この経筋体操の始まりである．

　この治療法を以前より臨床に取り入れているが，実践を重ねるとともに，運動器疾患に対して非常に効果的であると実感している．その詳細は第2部実践編に詳しく解説するが，特徴は，①痛み（症状）のある部位を動かさない，②患者への負担が少なく，安全性が高い，③適応不適応の判断がしやすい，である．簡単な病態であれば，その場で効果が実感できる．

　今後は，さらに経筋と臓腑との関係性を追求する．『黄帝内経霊枢』の「経筋篇」では，経筋と臓腑とは直接的な属絡関係はないとされているが，間接的には関連があるのではないかと考え，臓腑にもアプローチできるケースがあると，症例検討を積み重ねている．また，隣接する経筋どうしをつなぐ「絡筋」ともいうべき東洋医学的人体構造概念についても研究を重ねていく．

　この治療法，治療理論は「なぜ痛みのある部位以外に治療点があるのか」という命題に対する一つの答えでもある．読者の皆さまが経筋体操を指導，実践することによって，慢性痛の改善，スポーツ外傷等の急性症状の早期回復，ケガの予防，寝たきり防止対策と，多種多様な目的に利用いただき，治療の一助となれば幸いである．

　この本を刊行するにあたり，執筆協力いただいた有馬義貴常葉大学教授には，大変なご苦労をおかけしました．この場をお借りし，御礼申し上げます．また，玄武堂小野卓弥先生の協力なしに完成には至らなかったこと，写真協力，作画協力などをしていただいた，江藤真紀子，堤萌依，宇川佐知，永安夏未，本田拓也の各先生，大阪ハイテクノロジー専門学校教員和歌秀典先生のご尽力の賜物であることにも，心より感謝をいたします．また，出版まで導いていただいた，錦房株式会社に感謝いたします．

2018年5月　橋本多聞

目次

序　　文 ……………………………………………………………………………………… iii
●各 Method 別主訴別目次：トリートメント・トレーニング・ストレッチ・症例一覧 ………… viii

第1部　理論編：経筋の基本と臨床応用

Ⅰ．経絡と経筋 …………………………………………………………………………… 1

1. 経絡の概要 ……………………………………………………………………………… 1
2. 経脈と絡脈 ……………………………………………………………………………… 2
   1）十二経脈/2　　2）十二経別/5　　3）奇経八脈/5　　4）絡　脈/7　　5）十二皮部/9
   6）経　穴/9

Ⅱ．経筋と臨床応用 ……………………………………………………………………… 10

1. 十二経筋 ………………………………………………………………………………… 10
2. 十二経筋の走行・分布 ………………………………………………………………… 14
3. 経筋の作用と臨床的意義 ……………………………………………………………… 16
4. 異常経筋の検出 ………………………………………………………………………… 17
   1）上　肢/17　　2）下　肢/19　　3）体　幹/21　　4）異常経筋の最終判断/21
5. 経筋の病理と治療 ……………………………………………………………………… 22
   1）「不通」と「不栄」/22　　2）異常経筋とその治療/24
6. 経筋と経筋体操 ………………………………………………………………………… 24

Ⅲ．現代医学からみる経筋 ……………………………………………………………… 25

1. 筋・骨格系の構造と経筋 ……………………………………………………………… 25
   1）ビルの構造とヨットの構造/25　　2）姿勢の維持と陰陽/26
   3）テンセグリティモデル/27　　4）筋筋膜経線/28
2. 関節と筋膜との関係 …………………………………………………………………… 30

文　　献 ……………………………………………………………………………………… 32

第2部　実践編：経筋体操

I．概論 ··· 33

1. 経筋体操とは ··· 33
2. 経筋体操の効果 ··· 33
3. 経筋体操の適応 ··· 34
4. 井　穴 ··· 34
5. 経筋体操の流れ ··· 34
6. 経筋体操の施術部位 ··· 35
7. 経筋体操の選択 ··· 35
8. トリートメント・トレーニング・ストレッチ ··· 36
9. 経筋体操を行う上での留意点 ··· 37

II．施術の手順と治療の実際 ··· 38

Method 1　足太陽経筋 ··· 39
1. 経筋の流れ/39　2. 病　症/40
3. トリートメント・トレーニング・ストレッチ/40

Method 2　足少陽経筋 ··· 50
1. 経筋の流れ/50　2. 病　症/51
3. トリートメント・トレーニング・ストレッチ/51

Method 3　足陽明経筋 ··· 59
1. 経筋の流れ/59　2. 病　症/60
3. トリートメント・トレーニング・ストレッチ/60

Method 4　足太陰経筋 ··· 72
1. 経筋の流れ/72　2. 病　症/73
3. トリートメント・トレーニング・ストレッチ/73

Method 5　足少陰経筋 ··· 76
1. 経筋の流れ/76　2. 病　症/77
3. トリートメント・トレーニング・ストレッチ/77

Method 6　足厥陰経筋 ··· 85
1. 経筋の流れ/85　2. 病　症/86
3. トリートメント・トレーニング・ストレッチ/86

Method 7　手太陽経筋 ··· 89
1. 経筋の流れ/89　2. 病　症/90
3. トリートメント・トレーニング・ストレッチ/90

Method 8　手少陽経筋 …………………………………………………………………… 99
　　1. 経筋の流れ/99　　2. 病　　症/100
　　3. トリートメント・トレーニング・ストレッチ/100

Method 9　手陽明経筋 …………………………………………………………………… 108
　　1. 経筋の流れ/108　　2. 病　　症/109
　　3. トリートメント・トレーニング・ストレッチ/109

Method 10　手太陰経筋 ………………………………………………………………… 117
　　1. 経筋の流れ/117　　2. 病　　症/118
　　3. トリートメント・トレーニング・ストレッチ/118

Method 11　手少陰経筋 ………………………………………………………………… 125
　　1. 経筋の流れ/125　　2. 病　　症/126
　　3. トリートメント・トレーニング・ストレッチ/126

Method 12　手厥陰経筋 ………………………………………………………………… 131
　　1. 経筋の流れ/131　　2. 病　　症/132
　　3. トリートメント・トレーニング・ストレッチ/132

文　　献 ……………………………………………………………………………………… 135

索　　引 ……………………………………………………………………………………… 137

●各 Method 別主訴別目次：トリートメント・トレーニング・ストレッチ・症例一覧

Method		トリートメント	トレーニング	ストレッチ	症例
Method 1	足太陽経筋	p41	p43	p46	p48
	主訴	頚部後面，腰背部，肩関節，下腿後面，腰部，下肢後面の各痛み			
Method 2	足少陽経筋	p52	p55	p56	p58
	主訴	足関節外側，下腿外側，側頚部〜肩上部，側腹部，下肢外側，腰外側の各痛み			
Method 3	足陽明経筋	p61	p65	p67	p70
	主訴	大腿前面，腹筋，頚部前面，足関節前面，下腿前面の各痛み			
Method 4	足太陰経筋	p74	p75	p75	—
	主訴	下腿内側の痛み，大腿内側の痛み，ED，尿漏れ，頻尿			
Method 5	足少陰経筋	p78	p80	p81	p84
	主訴	足底，下腿後面，腰部〜頚部の脊柱際の各痛み，ED，尿漏れ，頻尿			
Method 6	足厥陰経筋	p87	p87	p88	—
	主訴	足関節内側の痛み，ED，尿漏れ，頻尿			
Method 7	手太陽経筋	p91	p93	p96	p98
	主訴	肘関節尺側，肩部後面，手関節尺側，側頚部，頚部後面の各痛み			
Method 8	手少陽経筋	p101	p103	p104	p107
	主訴	肩関節周囲炎，五十肩，三角筋中部線維，手関節背側，側頚部，肘関節後面の各痛み			
Method 9	手陽明経筋	p110	p111	p114	p116
	主訴	肩関節前面，頚部，顎関節，上腕の各痛み			
Method10	手太陰経筋	p119	p120	p122	p124
	主訴	手関節橈掌側，肘関節外側，前胸部の各痛み			
Method11	手少陰経筋	p127	p127	p128	p130
	主訴	胸郭，白線，前腕尺側，上腕内側の各痛み			
Method12	手厥陰経筋	—	—	p133	—
	主訴	上腕前内側，腋窩〜胸部の各痛み			

第1部 理論編

経筋の基本と臨床応用

I. 経絡と経筋

　経筋には，身体の運動に関わる筋，筋膜，腱，関節，靱帯，神経，固有知覚などの感覚器が含まれる．では，これらが経筋なのか，とすると，必ずしもそうではない．経筋は身体の機能維持（身体運動，関節運動，姿勢保持）に必要な統合的運動システムであり，そのシステムのバランスが崩れ，運動器疾患の異常が出た場合は，経筋の病症を疑うことができる．

　経筋とは「経脈中の気血によって養われる筋系統」であり，経筋について考えるにあたり，経脈の理解は基礎知識として大変重要である．第1部では，多岐にわたる経脈の内容と経絡，経筋との関係について触れ，さらに現代医学からみた経筋について考える．

1. 経絡の概要

　東洋医学の独特な理論の1つである「経絡(けいらく)」は，鍼灸やあん摩マッサージ指圧などの体表へのアプローチを治療手段とする療法の最も重要な根幹理論である（図1-1）．経絡とは「経脈(けいみゃく)と絡脈(らくみゃく)」のことであり，経は縦糸の「径(みち)」を意味し，絡は経脈よりも細く，繋がりや絡まりで構成される「網」を意味する．経脈は人体を縦方向に循(めぐ)って走行（循行(じゅんこう)という）し，絡脈は経脈や絡脈から分枝(ぶんし)して経絡を有機的に繋ぐ．経筋は経脈の一つであり，運動系統に関係する繋がりである．

```
         ┌ 経脈 ┬ 十二経脈：主要経脈（正経），手足・陰陽・臓腑で区分，表裏関係を持つ
         │      ├ 十二経別：正経から別れて走行する経脈，体内で表裏を繋ぐ
         │      ├ 十二経筋：筋・関節を主とした十二経脈に支援される運動系統
  経絡 ──┤      └ 奇経八脈：正経とは別の経脈，臓腑に繋がらず，表裏関係がない
         │
         └ 絡脈 ┬ 十五絡脈：十二絡脈と体幹の三絡（任脈の別絡，督脈の別絡，脾の大絡）
                ├ 絡　　脈：経脈から枝分かれする脈
                ├ 孫　　絡：絡脈よりさらに細い脈
                └ 十二皮部：十二経脈に基づく皮膚区分と区分内の孫絡
```

図1-1　経絡系統図

経絡の循行・分布は身体の隅々に及び，生理状態では組織・器官等を連携・連結する統一的連絡系統として機能する．病理状態では病変の伝播・波及経路であり，治療による刺激の伝達・伝導経路になる．身体組織・器官など，あるいは経絡そのものの病変は経絡を通って伝播・波及し，経絡上の症状や兆候に反映され，それらは病態把握のための診断情報として使用される．また，治療による刺激は経絡を伝達・伝導経路として遠隔の病変部位に届く．このことを古典では「経絡が通じるところが治療の及ぶところ」と説明している．

経脈には十二経脈，十二経別，十二経筋，奇経八脈があり，絡脈には十五絡脈，（狭義の）絡脈，孫絡，十二皮部がある（図1-1）．それぞれは特化した役割と独自の走行・分布の経路を持っている．

2. 経脈と絡脈

1）十二経脈

十二経脈は「正経」と呼ばれ，体表にそれぞれ独自の経穴（ツボ）を持つ経脈である．十二経別，十二経筋，奇経八脈，十五絡脈，十二皮部はすべて十二正経を基礎として考えられている．十二正経は手足・陰陽・臓腑の要素に基づいて分類され，それぞれ体表ルートと体内ルートの組合せで成り立っている．

体表ルートは手足内側の「陰経（脈）」と手足外側の「陽経（脈）」に大きく分けられ，循環規則に基づいて走行（循行）し，①手の陰経は胸部から手の末端，②手の陽経は手の末端から頭部，③足の陽経は頭部から足の末端，④足の陰経は足の

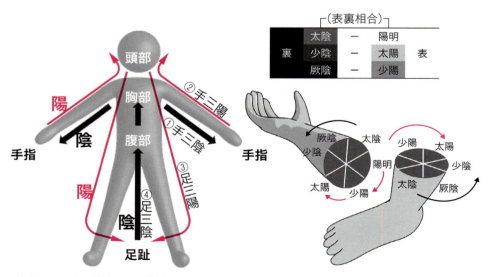

図1-2　体表の十二経脈循行規則（左），三陰三陽表裏相合関係（右上），手足の三陰三陽配置（右下）

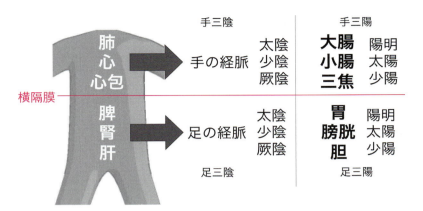

図1-3　三陰三陽経脈の臓腑帰属

末端から腹部・胸部に向かって循行している（図1-2左）．

　陰経と陽経は，さらに三陰経と三陽経に区分される．三陰三陽は陰陽論から考え出された陰陽の量的平衡に基づく名称で，陰が多い順に太陰，厥陰，少陰，陽が多い順に陽明，少陽，太陽である．太陰と陽明，少陰と太陽，厥陰と少陽にはそれぞれ表裏相合の関係があり，三陽が表，三陰が裏である（図1-2右上）．

　手足の三陰三陽の位置は，肘関節付近では母指から小指に向かい，膝関節付近ではつま先から踵に向かって，内側は太陰→厥陰→少陰，外側は陽明→少陽→太陽の順に表裏が調和（相合）するように配置されている．

　三陰三陽による分類名が付与されている十二経別，十二経筋，（十五絡脈中の）十二絡脈でこの手足の配置はほぼ共通する（図1-2右下）．

　体内ルートでは臓腑への帰属と繋がりに基づいて陰経（脈）が「臓」，陽経（脈）が「腑」に配属されている（図1-3）．配属は臓が先に考えられ，手の経脈は横隔膜より上にある肺・心・心包，足の経脈は横隔膜より下にある脾・腎・肝に配属される．次いで臓の陰陽比率に基づいて横隔膜より上の肺は太陰，心は少陰，心包は厥陰，横隔膜より下の脾は太陰，腎は少陰，肝は厥陰に配属される．陽経の臓腑配属は三陰三陽の表裏相合と臓腑の表裏関係に基づいて考えられる．臓腑では肺・大腸，心・小腸，心包・三焦，脾・胃，腎・膀胱，肝・胆がそれぞれ表裏関係を持つ．手では手太陰肺経に手陽明大腸経，手少陰心経に手太陽小腸経，手厥陰心包経に手少陽三焦経を組合せ，足では足太陰脾経に足陽明胃経，足少陰腎経に足太陽膀胱経，足厥陰肝経に足少陽胆経を組合せている．

　経脈の体表ルートと体内ルートは循環規則に基づいて走行（循行）しており，循行は腹中からはじまって身体を前面部→後面部→中間部にわけて三循する（図1-4）．はじめに前面部の手太陰肺経→手陽明大腸経→足陽明胃経→足太陰脾経を順に巡り，次いで後面部の手少陰心経→手太陽小腸経→足太陽膀胱経→足少陰腎経を巡り，最後に中間部の手厥陰心包経→手少陽三焦経→足少陽胆経→足厥陰肝経を

	手		足	
	陰	陽	陽	陰
前面部	手太陰肺経 →	**示指** 手陽明大腸経 →	足陽明胃経 →	**母趾内側** 足太陰脾経 →
後面部	手少陰心経 →	**小指** 手太陽小腸経 →	足太陽膀胱経 →	**小　趾** 足少陰腎経 →
中間部	手厥陰心包経 →	**薬指** 手少陽三焦経 →	足少陽胆経 →	**母趾外側** 足厥陰肝経 →

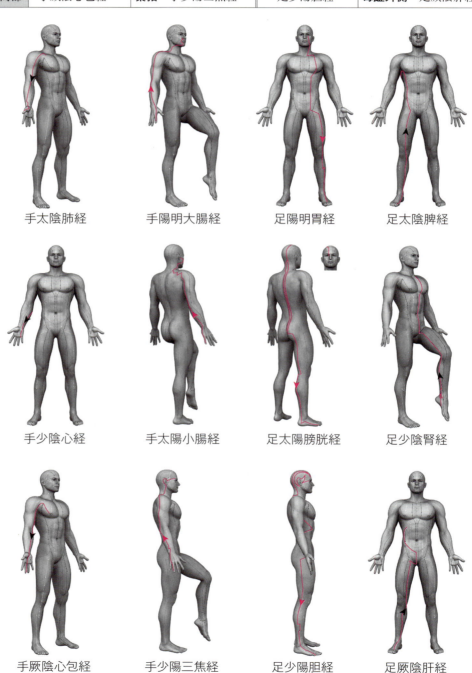

図 1-4　十二経脈の循行・接続

巡って，再び前面部の手太陰肺経から全身を循環する．循環には手足末端で表裏相合による接続があり，手太陰経と手陽明経が示指端，足陽明経と足太陰経が母趾内側端，手少陰経と手太陽経が小指端，足太陽と足少陰が小趾端，手厥陰と手少陽が薬指端，足少陽と足厥陰が母趾外側端で接続する．

2) 十二経別

　十二経別は，それ自体に経穴はない．体の上下方向に走行し，それぞれの経脈の陰陽・表裏・臓腑を体内で繋ぎ，補強する働きをもつ．体外において，経脈の表裏関係を補強する働きは絡脈が担っているが経別は絡脈ではなく，十二臓腑と十二経脈とに深く関わっているが，十二経脈とは別の走行経路を持つ「別行の正経」である（図1-5）．

　走行の特徴は「離，合，出，入」にあり，十二経脈から分かれることを「離」，胸腹部の体内に進入するところを「入」，頭頸部に出てくるところを「出」，表裏の経脈が合流することを「合」という．陰の経別は十二経脈の本経から離れて起こり，体内に進入して関連臓腑と心を巡って陽の経別とともに頭頸部に出て，表裏関係にある陽の経脈に合流し，陽の経別は十二経脈の本経から離れて起こり，体内に進入して関連臓腑と心を巡って陰の経別とともに頭頸部から出て，元の本経に合流する．

　「合」の6つの組合せが生じることから，十二経別を「六合経別」とも呼び，各経別は手足と三陰三陽を冠する十二経別の名称に加え，一合から六合の別称を持つ．六合の組合せは『霊枢』経別篇に記載があり，表裏相合により経脈一合が足太陽之正（経別）と足少陰之正（経別），経脈二合が足少陽之正（経別）と足厥陰之正（経別），経脈三合が足陽明之正（経別）と足太陰之正（経別），経脈四合が手太陽之正（経別）と手少陰之正（経別），経脈五合が手少陽之正（経別）と手厥陰之正（経別），経脈六合が手陽明之正（経別）と手太陰之正（経別）である．一般的には経脈をつけずに一合，二合，三合と呼ぶ．経別は表裏関係をもつ臓と腑に繋がっているが，経脈のような表裏関係は持たず，その代わりに離合関係の特徴をもつ．

3) 奇経八脈

　奇経は十二経脈とはまったく別の経路を持つ経脈で，任脈，督脈，衝脈，帯脈，陰維脈，陽維脈，陰蹻脈，陽蹻脈の八脈がある（図1-6）．任脈と督脈は正経十二経脈以外に独自の経穴（ツボ）を持つことから，十二正経とあわせて「正経十四経」と呼ばれ，経絡経穴学の根幹をなす．

　奇経は複数の十二経脈を繋ぎ，十二経脈の異常を緩衝して調整する役割を担っている．督脈・任脈・衝脈は下腹部の「胞中」と呼ばれる体内の部位から起こって分岐する．このことを一源三岐といい，任脈は体幹の前面部，督脈は後面部，衝脈

6　第1部　理論編：経筋の基本と臨床応用

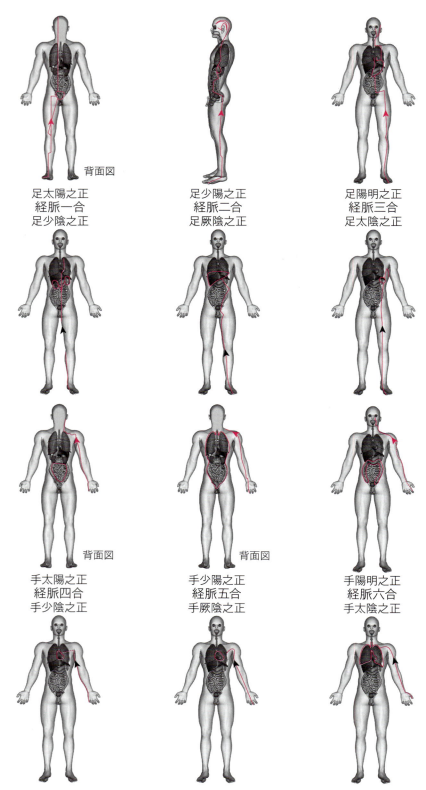

図 1-5　十二経別

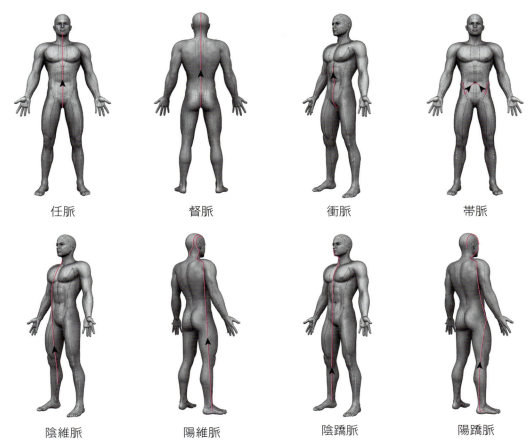

図 1-6　奇経八脈

は足少陰腎経とともに体内を上行している．衝脈は，上行分枝が陽経に向かうだけではなく，下行分枝が下肢の足少陰腎経に向かい陰陽両経に繋がるところから『素問』痿論篇で「経脈の海」，『霊枢』海論篇と動輸篇で「十二経脈の海」「血海」と記載され，『霊枢』五味五音では任脈と合わせて「経絡の海」と記載される．『黄帝内経』素問・霊枢において経脈は水路に比喩されることが多く，川（経脈）を流れる水が多く集まるところを「海」と表現する．したがって，衝脈は十二経脈との繋がりが強い奇経の1つである．帯脈はこの三岐した奇経を束ねるように体幹を帯状に分布する．残りの四奇経は下肢に起こって上行し，陽蹻脈と陰蹻脈は左右の陰陽を調整し，陰維脈と陽維脈は表裏の陰陽を連結する役割をもつ．

十二経脈とは異なり，奇経間には三陰三陽の表裏相合関係がなく，臓腑に繋がっていないため臓腑の表裏関係も存在しない．

4）絡　　　脈

一般的に絡脈は体表において経脈の間を横に繋ぐ網のように分布し，それぞれ1

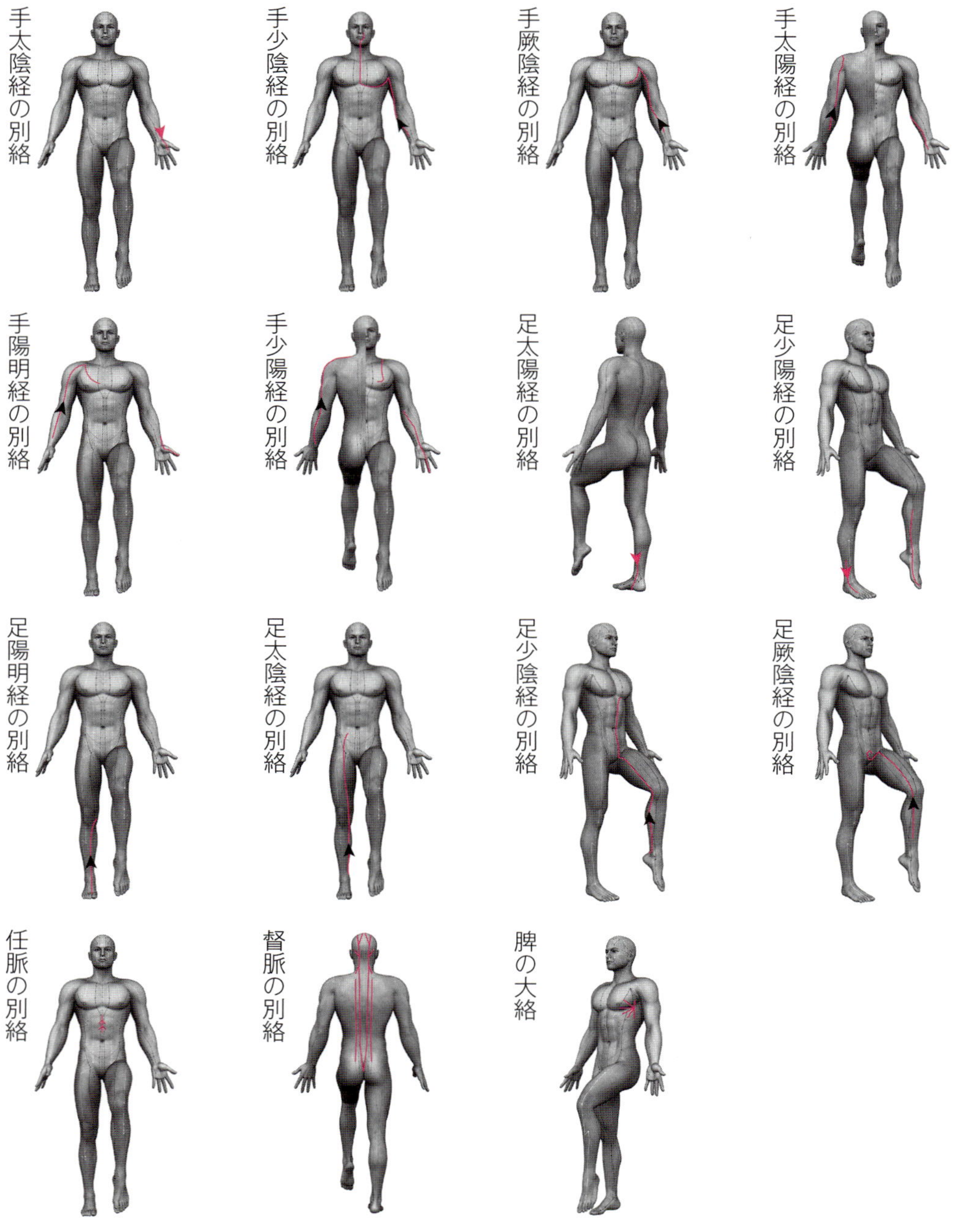

8　第1部　理論編：経筋の基本と臨床応用

手太陰経の別絡　　手少陰経の別絡　　手厥陰経の別絡　　手太陽経の別絡

手陽明経の別絡　　手少陽経の別絡　　足太陽経の別絡　　足少陽経の別絡

足陽明経の別絡　　足太陰経の別絡　　足少陰経の別絡　　足厥陰経の別絡

任脈の別絡　　督脈の別絡　　脾の大絡

図1-7　絡　脈

つの絡穴を持つ．主な絡脈には十五絡脈があり，その他には経脈から分かれる狭義の絡脈とさらに絡脈から分かれる孫絡がある．

　十五絡脈とは，十二経脈からの分枝である十二絡脈と，体幹の三絡のことである．十二経別が体内で表裏の臓腑と経脈を結びつけているのに対し，十二絡脈は主

に体表の手足で表裏の経脈を結びつける．十二絡脈は臓腑名を冠せず，三陰三陽の名称に「別絡」をつけて，手太陰経の別絡，手少陰経の別絡，手厥陰経の別絡などと呼称する．体幹の三絡とは任脈の別絡，督脈の別絡，脾の大絡のことである．十二絡脈は十二経脈上の肘関節と膝関節よりも末端にあるそれぞれの経脈の絡穴から起こり，陽経から分かれて陰の経脈に入り，陰経から分かれて陽の経脈に入る（図1-7）．手太陰経の別絡と足少陽経の別絡は下降し，足太陽経の別絡は発生後すぐに足少陰腎経に連絡してから上行するが，その他の九絡脈はすべて体幹に向かう．任脈の別絡は体幹前面の腹部を覆い，督脈の別絡は体幹後面から頭頂，脾の大絡は体幹側面の胸部を覆っている．

5）十二皮部

十二皮部は十二経脈と所属の絡脈に基づく皮膚区分であり，経脈から分かれた狭義の絡脈と皮膚下面にある孫絡を含む，体表の最も浅い部位にある連絡系統である．

経脈・経別・経筋・絡脈は各名称に手足を冠し，体の上下に区別されているのに対し，皮部の名称には手足の区別がない．手足を区別せずに三陰三陽の同名がつけられていることから六経皮部ともいわれている．『素問』皮部論篇には，六経皮部の別名が述べられており，陽明経が害蜚，少陽経が枢持，太陽経が関枢，少陰経が枢儒，厥陰経が害肩，太陰経が関蟄である．『素問』陰陽離合論篇によると，経絡の三陰三陽は開・闔・枢の働きを担っている．開は開く，闔は閉じる，枢は開閉を調整する役割を意味する．開・闔・枢の働きは別名の関，害，枢の字に反映されている．

体外の環境変化に初めに対応する部位は皮膚であり，皮部は毛穴の開閉を含めた体温調節などの皮膚の役割から敷衍して考えられた論理であり，太陽経と太陰経が開，陽明経と厥陰経が闔，少陽経と少陰経が枢の働きを担う．また，三陽経においては開の太陽経と閉の陽明経を少陽経が調節し，三陰経においては開の太陰経と閉の厥陰経を少陰経が調節していることの意味も含まれている．

6）経　穴

経穴には正穴，奇穴，阿是穴などがある．正穴（狭義の経穴）は十四経上にあって名称と部位が定められている経穴である．奇穴は十四経以外の経穴で特定の病態で反応を示しやすく，かつ他の部位に比較して良好な治療効果が期待され，名称と部位が定められている経穴のことである．その他，圧痛や過敏などの体表反応はあっても，名称と部位が定められていない経穴を阿是穴と呼ぶ．

本書における経穴は，経絡の異常が反映されやすい，あるいは治療の刺激が生体反応を導きやすい正経十四経上の正穴を指している．

Ⅱ．経筋と臨床応用

1．十二経筋

　十二経筋は，十二正経の体表ルート走行上にある関節と筋肉を循行する経脈である．経筋が初出するのは『霊枢』経筋篇であり，同書中の痿論篇に「宗筋は骨を束ねて関節を動かす」，経脈篇に「筋は剛（力）」と書かれている．このことから経筋は「骨を結びつけて筋の力で身体動作や関節運動を調節する経脈」と考えられる．

　十二経筋は「手足」と「三陰三陽」で分類され，手足にそれぞれ太陰経筋，厥陰経筋，少陰経筋，陽明経筋，太陽経筋，少陽経筋がある．経筋の走行・分布は，関節や筋肉が豊富な多数の部位で束ねて「結」び，ひとところに寄り「聚」まるという特徴を持つ．

　手の三陰経筋は上肢内側に太陰・厥陰・少陰が母指から小指に向かう順で配置さ

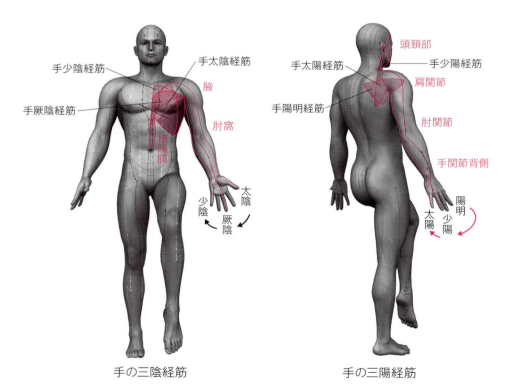

図1-8　手の三陰三陽経筋

れている（図1-8 左）．それぞれの経筋が結聚する部位は，①手太陰経筋では第1中手骨・橈骨茎状突起・肘窩・(腋・)鎖骨上窩・肩峰・横隔膜・季肋部，②手厥陰経筋では肘窩・腋・(脇・)横隔膜，③手少陰経筋では小指内側，豆状骨，肘窩・腋・(横隔膜・)臍である．これらが共通して肘窩，腋，横隔膜に結びつくことから経筋理論では，上肢内側が関わる屈曲や内転の動きを，関節単体の動きではなく体幹（横隔膜）を土台とした肩関節から肘関節へと伝わる連続・協調運動として捉えている．

　手の三陽経筋は上肢外側に陽明・少陽・太陽が母指から小指に向かう順で配置されている（図1-8 右）．それぞれの経筋が結聚する部位は，①手陽明経筋では手首背側・肘・肩峰・(脊柱・)鼻，②手少陽経筋では手首背側・肘・(肩・)喉頭隆起・眼窩外端・額の角，③手太陽経筋では手首背側・肘・腋下・(肩甲骨・脊柱・)乳様突起・顎・眼窩外端・額の角である．これらは手関節背側，肘関節，肩関節，頭頸部に共通して結びつき，経筋では上肢の伸展や外転の動きを頭頸部と連動した協調運動として捉える．

　足の三陰経筋は膝の下付近の下肢内側で太陰・厥陰・少陰が前から後ろに向かう順で配置されている（図1-9 左）．それぞれの経筋が結聚する部位は，①足太陰経筋では内果・脛骨内側顆・生殖器・臍・季肋部・脊柱，②足厥陰経筋では内果・脛

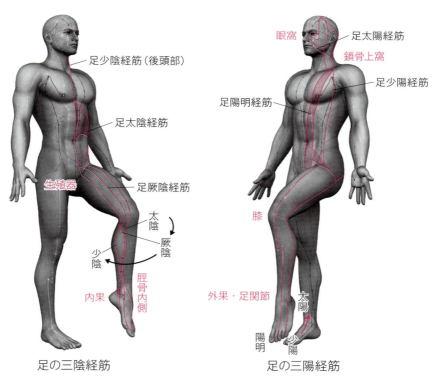

図1-9　足の三陰三陽経筋

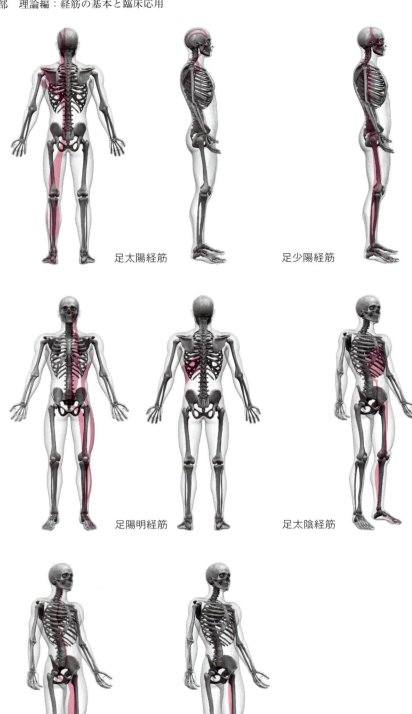

図 1-10　経筋図

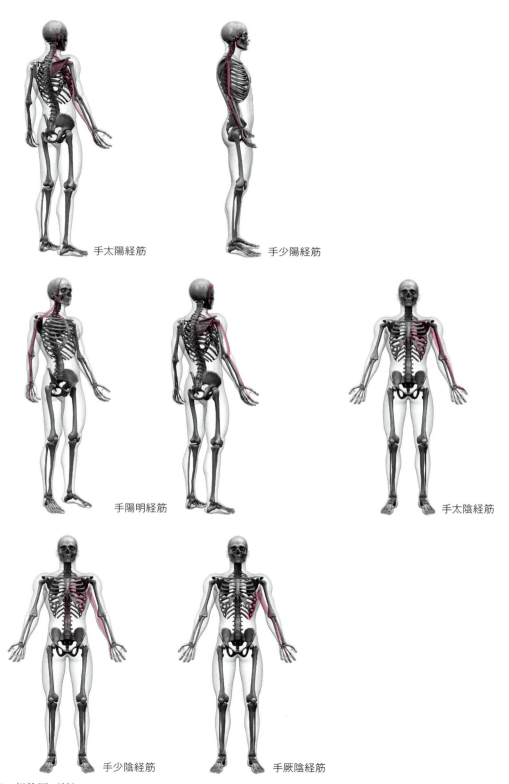

図 1-10　経筋図（続）

骨内側縁・膝内側・生殖器，③足少陰経筋では内果・踵・脛骨内側顆・生殖器・脊柱・外後頭隆起である．これらは内果・脛骨内側と生殖器（恥骨内端や骨盤底筋群）で共通して結びつくことから，経筋では下肢の内転・内旋・内反などの動きを，体幹を土台とした股関節・膝関節・足関節の連続・協調運動として捉える．

足の三陽経筋は下腿外側に陽明，少陽，太陽がつま先から踵に向かう順で配置されている（**図 1-9 右**）．それぞれの経筋が結聚する部位は，①足太陽経筋では外果・踵・膝窩・ふくらはぎ・殿部・（腋下・脊柱・鎖骨上窩・）肩峰・喉頭隆起・乳様突起・外後頭隆起・鼻・頬骨・眼窩，②足少陽経筋では外果・膝外側・膝上方・仙骨・鎖骨上窩・鼻・眼窩，③足陽明経筋では足関節足背・膝外側・生殖器・大腿骨大転子・（脊柱・）鎖骨上窩・鼻・眼窩・耳である．足の三陽経筋は手の三陰三陽経筋や足の三陰経筋よりも結聚する個所が多く，外果・足関節，膝，鎖骨上窩，眼窩に共通して結ぶ．足の三陽経筋は二足直立姿勢や歩行で主要な役割を果たす部位であり，その運動は頭部・体幹と連動・協調すると認識されている．

さらに陰と陽の経筋の接続には，
●膝での足の三陽経筋と足厥陰経筋，●生殖器での足の三陰経筋と足陽明経筋，●鎖骨上窩での足の三陽経筋と手太陰経筋，●外後頭隆起での足太陽経筋と手少陰経筋，●眼窩での足の三陰経筋・手太陰経筋・手少陰経筋の接続がある．

陰陽の接続以外の経筋間の接続には，
○肩での手の三陽経筋と足太陽経筋，○喉頭隆起での足太陽経筋と手少陽経筋，○乳様突起での足太陽経筋と手太陽経筋，○鼻での足太陽経筋と手陽明経筋，○頬骨での足の三陽経筋と手陽明経筋，○側頭窩での足少陽経筋と手少陽経筋，○脊柱での足太陽経筋・足陽明経筋・足太陰経筋・足少陰経筋・手陽明経筋・手太陽経筋の繋がりがある．

手足の三陰三陽の種類および多様な結・聚を持つという特徴から，経筋の理論は「身体や関節の円滑な運動は三陰三陽経筋による主動・補助・固定・拮抗の協調に支えられ，それは単一関節ではなく，全身的な連続性に基づいて生じる」との視点により整理・体系化されたものであると考えられ，経筋は「運動に関わる有機的な連結網」であると定義づけられる．

2. 十二経筋の走行・分布

十二経筋の走行・分布（**図 1-10**）の特徴は「起，結，聚，布」であり，はじまりを「起」，つながることを「結」，集まることを「聚」，広がりがあることを「布」という（**図 1-11 右**）．

経筋はすべて手足の爪甲根部から起こる．このことを『類経』では「筋は五行

論でいうところの木に属し，その華として反映する場所は爪である．そのため十二経筋はすべて手足の爪から起こって……」と説明している．それぞれの経絡の「起」点をみると，十二経脈では手三陽経と足三陰経が手足末端，手三陰経が胸部，足三陽経が頭部の経穴である．十二別絡では十二経脈の本経，十二絡脈は肘と膝より遠位にある絡穴である．十二経筋の「起」点と十二経脈の手足末梢の経穴は2個所を除いて一致する．相違は足陽明経筋の第2～4趾，足少陰経筋の第5趾（内至陰穴）である．

経筋の走行はすべて手足末端から体幹に向かう求心性であり，四肢で求心性走行を示す経絡は十二経別，手太陰経の別絡・足太陽経の別絡・足少陽経の別絡を除く九絡脈，および十二経脈の手三陽経と足三陰経である．十二経脈の手三陰経と足三陽経は手の三陰経筋と足の三陽経筋とは逆の手足末端に向かう遠心性走行となっている．十二経脈は体幹分布においても経筋とは若干の違いがある．十二経脈では前面に少陰経・陽明経・太陰経，側面に少陽経・厥陰経，後面に太陽経であるのに対し，十二経筋は前面に陽明経筋・太陰経筋，側面に少陽経筋・陽明経筋，後面に太陽経筋・少陰経筋であり，少陰経脈と少陰経筋の位置が前・後で逆に位置し，厥陰経筋は体幹側面にはない．

その他，経筋は十二経脈が走行しない部位にも達している．手陽明経筋は頭頂，足陽明経筋は後面，足太陽経筋は肩関節，足少陰経筋は脊柱に分布している点など

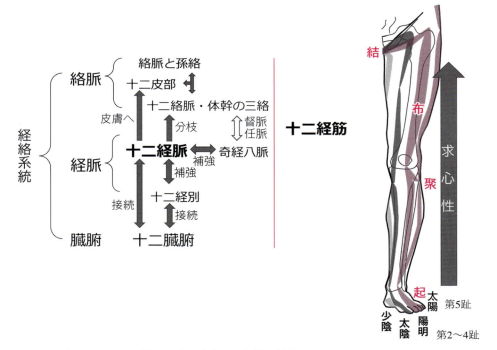

図1-11 十二経脈を中心とした統一的連絡系統と，経筋の特徴

である．逆に十二経脈が走行する胸腹部体内の臓腑には繋がっていない．

十二経脈は一種のエネルギーの循環経路として扱われている．（広義の）絡脈は十二経脈からの分枝，十二皮部は十二経脈の皮膚区分であり，十二経別・奇経八脈は臓腑に接続する十二経脈を補強するという関係性をもって循環系の維持に寄与している．十二経筋は，十二経脈を中心とした循環性を持つ統一的連絡系統への寄与が薄い．そのため経筋は循環性をもつ十二経脈とは別の「陰陽論を背景とした身体・関節運動の観察視点」に基づく経脈だといえる（図1-11左）．

3. 経筋の作用と臨床的意義

経筋の概念は陰陽論に基づく動作観察の整理によって生み出されたものである．陰陽論は比較する対象によって分類が変わる相対的比較の概念である．身体・関節運動の観察では，一般的に，収縮力を発揮する側を「陽」，伸展される側を「陰」として認識する．陰と陽の経筋が協調して働くことで，体を曲げる・伸ばす・俯く・仰向くなどの身体動作や，屈曲・伸展・外転・内転・外旋・内旋などの関節運動が円滑に行われる．陰陽の不調和は身体動作や関節運動に関わる症状に反映される．古典に記載されている「陽が強くなると反り返り（角弓反張），陰が強く

表1-1 経筋の病証

経筋	病証
手太陰経筋	走行上のつっぱり・痛み，喘息発作，季肋部のこわばり，吐血
手陽明経筋	走行上のつっぱり・こむら返り，肩が挙がらない，頚を左右に動かせない
足陽明経筋	第2～4足趾のつっぱり，走行上のこむら返り・痙攣・硬直・張り感・引きつり，強ばり・つっぱり・ゆるみ，陰嚢の腫れ，目が引きつって閉じれない，あるいは閉じたまま開かない，引きつり，あるいは筋弛緩による口眼喎斜
足太陰経筋	母趾のつっぱり，内果の痛み，走行上のこむら返り・痛み・つっぱり，生殖器の痛み，背骨の奥の方の痛み
手少陰経筋	胸悶・不眠を伴う心窩部から臍の周囲の腫塊，走行上の引きつり・痛み・痙攣，血膿を吐く
手太陽経筋	走行上の痛み・引きつり，耳鳴り・耳の痛み，目が見えにくい，頚筋の結節
足太陽経筋	小指のつっぱり，走行上の腫れ・こむら返り，背中が反る，肩が挙がらない，腋下のつかえ，鎖骨上窩の痛み，頚を揺らせない
足少陰経筋	足底の引きつり，走行上の痛み・こむら返り・痙攣，うつむけない・仰向けない
手厥陰経筋	走行上の引きつり・こむら返り，胸痛，喘息様発作
手少陽経筋	走行上のこむら返り
足少陽経筋	下腿外側のこむら返り，膝が曲げ伸ばしできない，膝窩・大腿前面・尻などを含む走行上の引きつり
足厥陰経筋	母趾のつっぱり，走行上の痛み・こむら返り，ED（インポテンツ）

なれば俯いて伸びることができない」,「冷えると筋が強くなって反って折れまがる. 熱すると筋が弛緩して収縮しない」などは, 経筋の陰陽不調和が症状として現れた例である.

身体動作や関節運動を発生する原動力は「筋」である. このことに関連し, 経筋の病証は走行上のつっぱり, こむら返り, 運動障害, 痙攣, 硬直, 張り感, 引きつり, 強ばり, ゆるみなどの筋や関節の症状が主となっている（表1-1）. その他には, 目が開かない・開けられない・見えにくい, 耳の痛み・耳鳴りなどの感覚器の症状や, 喘息・血膿を吐く・胸悶などの胸腹内部の疾患もあり, 耳・眼・胸郭部の筋が含まれていることから, 関節運動以外の筋に関わる症状も経筋病として対処できる.

治療の根本目的は経筋の視点における陰陽の調和にあり, 経筋の陰陽が調和されることに付随して関節や身体を動かす機能障害が回復する. 経筋体操は異常経筋に関わる関節や身体動作によって, 経筋間の陰陽を調和へ導いている.

4. 異常経筋の検出

異常が生じている経筋の検出は問診, 動作誘発検査, 触診, 圧＋動作誘発検査の順に行う.

筋・関節における経筋の主要な症状は, それぞれの経筋の異常として走行・分布部位上に現れる. 問診では, 症状部位の情報と各経筋の走行・分布とをマッチングさせることで異常経筋を推測する. 筋・関節の症状は身体・関節動作で誘発・増強することが多いため, 問診による推測の確認と選択肢の絞り込みを目的として動作誘発検査を行う（図1-12, 13, 14）. 患者に自分の意思による動作（自動運動）を指示, 症状の誘発・増強がみられない場合は, 患者に脱力させて施術者が可動域全体を他動的に動かす他動運動や, 施術者が抵抗を加えた状態で患者に動作をさせる抵抗運動を用いる.

1）上　　肢

（1）手首・肘

手首や肘を曲げ伸ばしする動作で, 前腕の掌側に引きつりや痛みなどの症状があれば前腕掌側に分布する手の三陰経筋（手太陰経筋, 手厥陰経筋, 手少陰経筋）の異常が考えられ, 前腕の背側に引きつり痛みがあれば前腕背側に分布する手の三陽経筋（手陽明経筋, 手少陽経筋, 手太陽経筋）の異常が考えられる（図1-12上左）. 手首を小指側に曲げる動作（尺屈）や母指側に曲げる動作（橈屈）で前腕の小指側（尺側）に引きつりや痛みがおこれば尺側に走行・分布する手少陰経筋と手太陽経筋の異常が考えられ, 母指側（橈側）に起これば橈側に分布する手太陰経

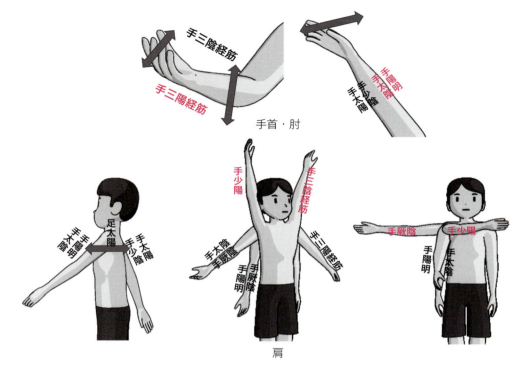

図 1-12　上肢の動作と経筋

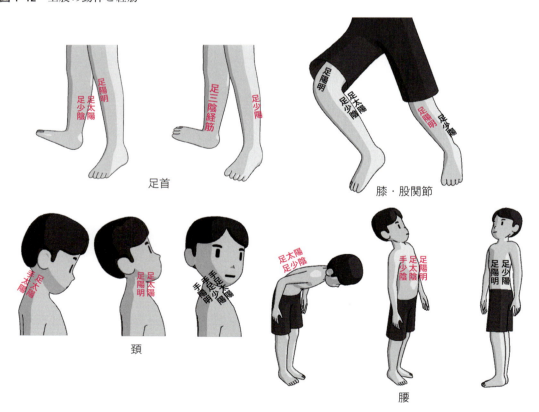

図 1-13　下肢・体幹の動作と経筋

筋と手陽明経筋の異常が考えられる（図 1-12 上右）．（→尺側の痛みは Method 7 症例，p98）

(2) 肩

腕を前方から上に挙げる動作（肩の屈曲）や後方に伸ばす動作（肩の伸展）で，肩の前面に引きつりや痛みがあれば肩の前面に分布する手陽明経筋，手太陰経筋，足太陽経筋の異常が考えられ，後面に引きつりや痛みがあれば手太陽経筋，手少陰経筋，足太陽経筋の異常が考えられる（図 1-12 下左）．（→前面の痛みは Method 9 症例，p116）

足太陽経筋は肩関節を囲うように走行・分布しているため，肩のすべての動作に関与することや，多方向に運動する肩関節では手の関節や肘の関節の角度によって収縮・伸展する経筋が入れ替わることに注意が必要である．（→ Method 1 症例 2 が足太陽経筋の治療例である，p48）

たとえば，外側から上に挙げる動作（外転）では手陽明経筋と手少陰経筋の収縮で掌を上に向けた回外位となり，そこに手太陰経筋と手厥陰経筋の働きが加わって挙上が起こり，最大挙上位では手少陽経筋が最も伸展されている状態になる（図 1-12 下中）．

手のひらを下に向けた回内位での肩の挙上では主に手の三陽経筋が収縮し，最大挙上位では手の三陰経筋が伸展する．手のひらを内に向けて肘を伸ばした前腕中間位・肘関節伸展位で肩を 90° 挙げた状態では手太陰と手陽明の経筋が収縮し，そのまま水平に内転すると収縮に手厥陰経筋が加わり，手少陽経筋が伸展され，外転すると収縮に手少陽経筋が加わり，手厥陰経筋が伸展される（図 1-12 下右）．

足太陽経筋は肩関節の内旋・外旋では収縮・伸展のどちらにも固定する経筋として関与する．

肩関節の動きのパターンは多数想定されるため，それぞれのパターンを覚えるのではなく，症状が誘発・増強されているときにどこが縮んで，どこが伸びているかをよく観察し，そこを走行・分布する経筋に異常があると考えると推測しやすい．

2) 下　　肢

(1) 足首

足首の曲げ伸ばし（背屈，底屈）で引きつりや痛みなどの症状が下腿の前面で誘発・増強されれば下腿前面に分布する足陽明経筋，後面であれば足太陽経筋，足少陰経筋の異常が考えられ，足の外返しや内返しの動作で引きつりや痛みが下腿外側で誘発・増強されれば足少陽経筋，内側であれば足の三陰経筋の異常を考える（図 1-13 上左，中）．（→ Method 2 症例が足関節の痛みの例である，p58）

(2) 膝・股関節

膝や股関節の曲げ伸ばし（屈曲，伸展）で下肢の前面に引きつりや痛みが起これば足陽明経筋，後面に起これば足少陰経筋，足太陽経筋の異常が考えられる（図

20　第1部　理論編：経筋の基本と臨床応用

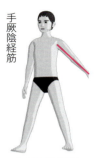
手太陰経筋

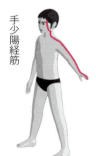
手厥陰経筋

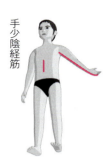
手少陰経筋

手の三陰経筋

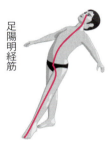
手陽明経筋

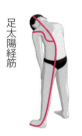
手少陽経筋

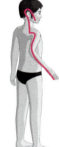
手太陽経筋

手の三陽経筋

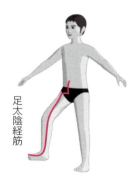
足陽明経筋

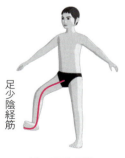
足太陽経筋

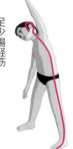
足少陽経筋

足の三陽経筋

足太陰経筋

足少陰経筋

足厥陰経筋

足の三陰経筋

図 1-14　動作と十二経筋の走行・分布

1-13 上右).その際に下肢の外側に引きつりや痛みが生じれば足少陽経筋,内側に引きつりや痛みが生じれば足の三陰経筋の異常を考える(図 1-13 上中).

股関節においても,肩関節と同様に,動作で症状が誘発・増強された部位を走行・分布する経筋に異常があると考えるとわかりやすい.

3) 体　　幹

(1) 頚

頚を前後左右に屈曲(前屈,後屈,側屈)する動作や回旋(かいせん)する動作で,引きつりや痛みなどの誘発・増強が頚部の前面にあれば足太陽経筋と足陽明経筋,後面にあれば手・足の太陽経筋,側面にあれば手足の太陽経筋・手足の少陽経筋・手陽明経筋の異常を考える(図 1-13 下左).(→ Method 1 症例 1 と Method 8 症例が頚部の痛みの例である,p48・107)

(2) 腰

腰を中心とした体幹の前後左右への屈曲や回旋動作で,引きつりや痛みなどの誘発・増強が体幹の前面にあれば足陽明経筋・足太陰経筋・手少陰経筋,後面にあれば足太陽経筋・足少陰経筋,側面にあれば足陽明経筋・足少陽経筋の異常を考える(図 1-13 下右).(→足少陰経筋は脊柱の動きに関わる,p84)

動作誘発検査による再現や増強が生じない場合は触診の情報が重要な手がかりとなる.異常が生じている経筋上を触診すると,他覚的には筋の張りや筋膜の滑り(移動性)の悪い部位,自覚的には他では痛みを生じない程度の押圧で痛みが生じる(圧痛)部位が複数観察できる.これらの出現パターンが異常経筋の推測のための重要な手がかりである.

4) 異常経筋の最終判断

経筋治療の適否(てきひ)と治療を行う異常経筋の最終判断には「診断的治療」の考えに基づく圧＋動作誘発検査を用いる.圧＋動作誘発検査では,はじめに異常を疑う経筋上にある爪の角付近の皮膚上や,中手指節(中足趾節)関節の遠位もしくは近位の陥凹部で,手のひらと甲の色が変わるあたりに発生している圧痛点をさがす.次いで圧迫した状態で動作誘発検査を行い,症状の消失あるいは緩解(かんかい)が認められれば経筋体操の適応と考え,同時に異常のある経筋と治療点が確定する.圧迫は検者の指で行うほかに,鍼先が粒状になっている「鍉鍼(ていしん)」による圧迫,丸い粒(マグレインなど)を貼ることによる圧迫のほか,皮内鍼(ひないしん)や円皮鍼(えんぴしん)などの貼るタイプの鍼も用いられている[1~8].

爪角の皮膚上は十二経脈の「井穴(せいけつ)」が存在する部位であり,井穴は経筋の「起」点にある(図 1-15).指節(趾節)関節の遠位(末端側)と近位の陥凹部は十二経脈の「滎穴(けいけつ)」と「兪穴(ゆけつ)」が存在する部位である.井穴と滎穴の使用は,『霊枢』邪気臓腑病形篇(じゃきぞうふびょうけい)の「外経(がいけい)には滎兪を取り……」と『難経(なんぎょう)』六十八難の「滎穴は熱

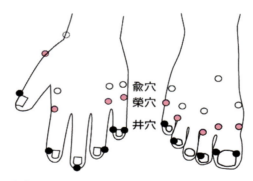

図1-15　手足の井穴, 榮穴, 兪穴

や炎症, 兪穴は体の重だるさや節々の痛みを治す」の記載を根拠としている[2,7].外経は「表の浅い」経という意味であり, それには皮部と経筋が含まれると解釈されている. 井穴, 榮穴, 兪穴のどれを選択するかの基準は,『霊枢』経筋篇の「痛むところを腧（ツボ）とする」との記載に基づいて, 圧痛の有無が判断指標となる. 圧痛点の探索は, 経筋が四肢末端から起こっていることを論拠として, 爪甲根部から頭身に向かって触診をし, 井穴・榮穴・兪穴以外の痛い部位を圧迫部位とすることもできる. その際に, 足陽明経筋は「中三趾」（足の第2, 3, 4趾）が含まれる点や, 足少陰経筋は第5趾内側が対象となることに注意する.

5. 経筋の病理と治療

『霊枢』経水篇で十二経脈は河川と比較されていることや, 海論篇で身体の重要な部位が海に例えられていることに加え, 正穴の中に「水, 溝, 渠, 瀆, 池, 沢, 泉, 淵, 渚, 井, 海」など水に関連する経穴名が35穴あるように, 経脈は水の流れに模して解釈される. そして, 経絡の走行のことを専門用語では流れ注ぐ＝流注と呼ぶ. 流れ注がれる「ある種のエネルギー」を総じて「気」と呼び, そのうち経脈に流れるものを「営気」・「血気」といい, 皮部や経脈外の体表の隅々まで届くものを「衛気」という. 営気・血気を経脈内に循環させる動力は「宗気」と呼ばれる「気」である. これらはエネルギーとしての役割と身体組織・器官に栄養と潤いを与える物質的な役割を持ち, 経脈を流注するものを「気血」と略して表現する. このことをふまえると, 経絡は「気血を運行する通路」と定義できる.

1)「不通」と「不栄」

この定義に則った痛みの機序として「不通」と「不栄」の2種が考えられている（図1-16）. 不通では気血の運行が滞っているところで症状が起こり, 不栄では栄養となる気血が届かないところで症状が起こる. 不通の症状は押さえられると不通個所への負荷が増し, それに伴い症状が増強するため触れられることを拒む傾向がある. 不栄の症状は押さえられることや触れられることで気血が流れて不栄部位に栄養が届くため, 押さえられることや触れられることを喜ぶ傾向がある. どちらに

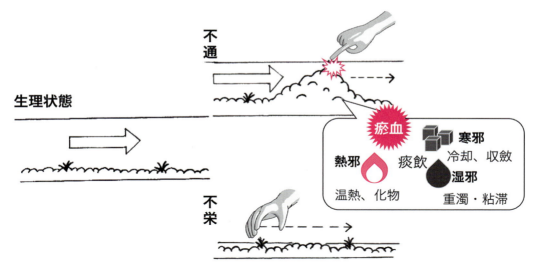

図 1-16 痛みの機序

も共通する主要な症状が「痛み」である．

　十二経筋は十二経脈を中心とした気血の循環経路に対する関与は薄いが，『類経』で「経脈は血気をめぐらして，陰陽の働きを支え，筋骨を潤し，関節を働かせる」と説明されているように，経脈から栄養を受けている．そのため，十二経筋の症状も不通と不栄で解釈される．

　十二経筋は体表に分布しているため，不通の主要因として古典では冷え（寒邪），湿り（湿邪），熱（熱邪）などの体外環境の変化（外因）などが挙げられている．冷却・収斂性を持つ寒邪は局所や経脈を収引・収斂し，気血の運行を凝滞させ，痛みを起こす．温熱・化物性（物を溶かして変化させる）がある熱邪は局所の弛緩や炎症を起こす．重濁・粘滞性がある湿邪は重い感覚と共に局所に留まり，気血の運行を阻滞させ，冷えや熱を局所に固定する．

　血の運行が停滞した状態を専門用語で「瘀血」といい，瘀血も気血の運行を阻滞させる大きな原因の1つである．瘀血は外因だけではなく，外傷や特定の筋の使いすぎ，運行される気血の不足によっても生じる．その他，体内に存在する正常な水液の流動が障害され，水液の停滞することで発生する水湿や，水湿の停滞が長引いて生じる痰飲なども気血の運行を阻滞させる原因となる．水湿や痰飲は湿邪と同じ性質を持つ．

　不通による症状や，気血の運行が不通となって気血が届かないことで生じる不栄による症状は，不通の原因を取り去ることで解消する．栄養や潤いを運ぶ気血の不足による不栄症状の治療では，経筋を栄養する十二経脈を中心とした循環経路から

気血を誘導する．このような経筋の治療の考えは『素問』調経論篇の「病が筋にあれば筋を調える」の具体的な運用である．

2）異常経筋とその治療

異常経筋に対する治療には井穴，榮穴，兪穴などのほかに，異常経筋上の圧痛点が使える．その際の刺法には『霊枢』管鍼篇に記載されている九刺の中の分刺，十二刺の中の恢刺と浮刺，五刺の中の関刺と合谷刺を用いる．分刺は肉と肉の間を刺す刺法である．恢刺は刺した後に前後左右に鍼の向きを変える刺鍼転向で筋肉の引きつりを治療する刺法であり，浮刺は冷えによって生じた筋肉の引きつりを治療する刺法で，現代の皮内鍼に相当する．関刺は筋肉の引きつりを関節付近の筋に刺した後に鍼柄を揺らすことで治療する刺法であり，合谷刺は寒湿の邪が肉に停滞したものを恢刺で四方を刺して除去する刺法である．また，経筋篇の「焠刺は冷えて引きつったものを治療し，熱で筋肉が緩んでいるものには燔鍼を使用しない」との記述から，冷えて生じている経筋の異常には火鍼・燔鍼（焼き鍼）などの温熱刺激を用いる．火鍼・燔鍼は鍼を火で熱し，真っ赤な状態で使用する刺法である．

6．経筋と経筋体操

本書の第2部実践編では十二経筋に番号を割り当て，それぞれの経筋を「Method 1〜12」として説明する．

Methodは1が足太陽経筋，2が足少陽経筋，3が足陽明経筋，4が足太陰経筋，5が足少陰経筋，6が足厥陰経筋，7が手太陽経筋，8が手少陽経筋，9が手陽明経筋，10が手太陰経筋，11が手少陰経筋，12が手厥陰経筋である．正経十二経脈の順序とは異なり，足の三陽経筋，足の三陰経筋，手の三陽経筋，手の三陰経筋の順に分類している．

経筋体操では，症状の部位（患部）には負担をかけず，原因個所以外を動かすことで，「不通」「不栄」を解消する．

Ⅲ．現代医学からみる経筋

1．筋・骨格系の構造と経筋

　　現代医学的に経筋は運動に関わる筋，筋膜，腱，腱－骨膜結合部，骨，半月板，関節軟骨，関節包，滑液包，靭帯，腱鞘 と，これらの状態を調整するための神経・固有知覚などの感覚器が含まれる（皮膚，皮下組織，血管などは解釈が分かれる）．そして運動のみではなく，身体の形態維持にも関与する．

1）ビルの構造とヨットの構造

　　身体の形態や姿勢は，骨や骨格によってのみ保持されているのではなく，筋・筋膜・腱・関節包・靭帯などによって維持されている．ビルや高架道路の支柱などは頂点の重さが最下部に載る圧縮ブロック構造である（**図 1-17** 左上）．人も同じように，頭部は胸郭の上に載り，胸郭は骨盤の上，骨盤は足の上に載っかる骨格構造だと認識すると，身体動作や関節運動の説明ができない．身体動作や関節運動をする人の骨格構造を把握するには，圧縮ブロック構造よりもロープ（支索）でマスト（帆柱）を支えるヨットの構造と考えると理解しやすい（**図 1-17** 右）．

　　骨あるいは連続した骨である背骨はマストのような支柱であり，身体の筋や筋膜などはロープや帆布に相当する．この構造ではロープを取り除くと，マストは自ら

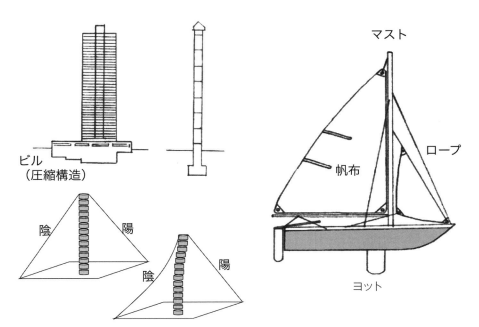

図 1-17　人体構造を理解するための模型

を支えられない．マストを支えて直立を維持するにはロープが重要であり，ヨットの直立を支えるのはマストの圧縮ブロック構造ではなく，ロープや帆布で発生する張力である．帆布は緊張と弛緩によって船体に動力を発生させている．その様子は身体における経筋の陰陽協調と同様である（図1-17左下）．

2）姿勢の維持と陰陽

関節の運動が主動作筋，拮抗筋，補助筋，固定筋の協調によって行われているように，姿勢も筋の協調で維持される．陰陽学説に基づく経脈の名称は太陽の下で手足を床に着いた四つん這いの姿勢で影になる部位の身体腹側や手足内側を陰，太陽が当たる部位の身体背側や手足外側を陽と割り当てている（図1-18左上）．前述した「陽（体の背側の筋）がつよくなれば反り折れる，陰（体の腹側の筋）がつよくなれば俯いて伸びられない」という古典の記載はこの観点に基づいている（図1-18左下）．陰陽学説は自然界・人間界の事物を，相互に依存・対立する2つの属性で理解しようとする考えであり，比較対象によって属性が変わる相対比較の概念である．動きの面では大きく動く部を陽，動きの小さいものを陰と考えることや，主動側を陽，受動側を陰とするなど，比較対象によって陰陽の属性が入れ替わる．

Jandaらは姿勢に関わる筋を筋損傷や物理的ストレスに対する反応によって「姿勢筋（Postural muscle）」と「相動筋（Phasic muscle）」に分類している（図1-18右上）[9]．姿勢筋は相動筋よりも筋力が強く，緊張・短縮しやすい機能亢進化傾向

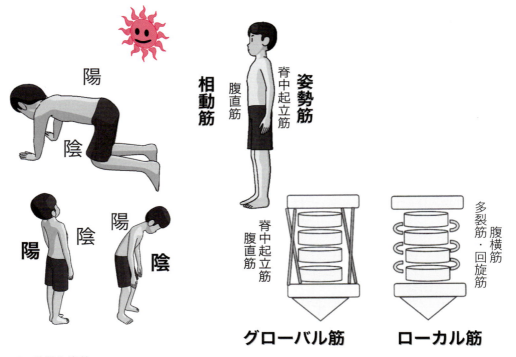

図1-18 陰陽と姿勢

を持つ筋群であり，相動筋は緩み，脆弱化しやすい機能低下傾向を持つ筋群である．体幹では脊中起立筋が姿勢筋，腹直筋が相動筋であり，陰陽論に基づく姿勢観察と同じである．多くの関節からなり分節的構造をなす脊柱の安定性向上を目的とした運動療法では「グローバル筋」と「ローカル筋」という分類が用いられている（図1-18右下）[10,11]．グローバル筋は関節可動域全般にわたって力を発揮する多関節筋が多く，ローカル筋は全般にわたって力を発揮することができない単関節筋が多い．ローカル筋はグローバル筋の拮抗筋として運動制御を担っている．関節運動の主動作筋・拮抗筋，姿勢維持の姿勢筋・相動筋，脊椎の安定性向上に関わるグローバル筋・ローカル筋などの分類は陰陽の考えの応用形態の一つとして捉えることができ，陰陽の属性は視点の変化で代わることが理解できる．体幹では脊中起立筋が姿勢筋，腹直筋が相動筋である．一方で腹直筋や脊中起立筋がグローバル筋，腹横筋や多裂筋がローカル筋であることなどがその例である．

経筋論は，身体動作・関節運動・姿勢におけるさまざまな視点における陰陽が調和していれば身体は円滑に動作し，姿勢は偏らずに維持されると認識する学問で，陰陽調和による動作の円滑化，姿勢の維持を目指す治療理論である．

3）テンセグリティモデル

前述のマストとロープのモデルを再度観察してみよう．このモデルではマストの圧縮性とロープの張力がバランスをとり，構造の維持は圧縮ではなく，張力に依存している．これを発展させたモデルに人間の安定性と運動性ダイナミックの理解に繋がるトム・フレモンズ（Tom Flemons）の「テンセグリティ（tensegrity）」のモデルがある（図1-19）[12～14]．テンセグリティモデルでは骨格に筋がくっついている枠組みではなく，張力が絡み合った網状組織の内部に骨が浮いているとして捉えている．テンセグリティという用語はケネス・スネルソン（Kenneth Snelson）が引張材と圧縮材で作製したオブジェに対し，Tension（張力）とIntegrity（統合）を合わせた言葉としてリチャード・バックミンスター・フラー（Richard Buckminster Fuller）が作り出した造語である．テンセグリティの模型では圧縮材として用いられている棒は相互に接触せず，引張材として用いられているゴムの張

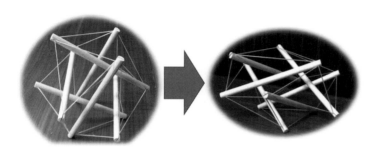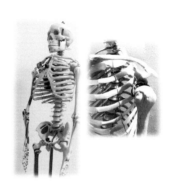

図1-19　テンセグリティ模型（左）と骨格模型

力で維持されている．テンセグリティ模型はカイロプラクティック療法や筋筋膜療法などにおいて人体骨格構造の理解の補助として活用されている[12～13]．

筋筋膜のスペシャリストとして著明なトーマス・マイヤース（Thomas W. Myers）博士は人体の骨格構造をテンセグリティ構造として理解し，テンセグリティ模型のゴムを取り去ると棒が落下するように，身体の軟部組織を取り去ると骨格は崩れ落ちると説明している[13]．学校にある人体骨模型を思い出して欲しい．ワイヤーで止められている骨模型がしっかりとその構造を保っているため，筋は骨の上で働いているようにイメージしてしまう．実際は骨の構造物の上に筋が存在するのではない．テンセグリティ模型で棒がゴムの間に浮かんで存在しているように，骨は筋を含む軟部組織の中に浮いている．このような視点で観察すると，テンセグリティ模型と身体の骨格構造が類似していることがわかる．

テンセグリティ模型では，ゴムの一部分を変位させるとその部位から離れた部位へ影響を及ぼし，構造全体が変形する（図1-19）．模型を身体にあてはめると一部分の経筋の異常はその部位のみならず，離れた経筋上に影響を及ぼし，さらには全身に影響を与える機序がわかる．

テンセグリティ模型で理解する経筋の考え方では，骨を矯正する行為で身体の動きや姿勢を調整することは困難であり，人体の骨格構造を維持する筋を含む張力の役割をしている軟部組織の調整が重要だと認識する．軟部組織による張力のひずみは全身に影響を及ぼすことを認識してはじめて，各経筋が結・聚で集まり繋がることが意味をもつものとなる．経筋理論は，各経筋が独立して存在していると考えて作り出された理論ではなく，身体全体をカバーするように連なる全身の張力ネットワークとなっていることを考慮にいれた理論体系である．経筋の張力ネットワークの支持によって身体は均整のとれた姿勢となり，陰陽の張力の協調が前後左右や回旋などの円滑な動作を可能としているのである．

4）筋筋膜経線

トーマス・マイヤース博士は身体において張力を生み出す網状組織は，筋の収縮を関節や骨に伝えて動作を生み出す役割を担い，結合組織から成り立つ「筋膜網」だと述べている．そして，様々な筋と筋膜網が接続・連絡する経路を「筋筋膜経線（アナトミー・トレイン・ライン）」としてまとめている[13]．これは西洋の解剖学の中で独自に発展した考え方である．筋筋膜経線には12種類の経線があるが，十二経筋の分類とは視点が異なり，完全対応とはならない（図1-20）．

筋筋膜経線のSuperficial Back Line（SBL）は足太陽経筋，Superficial Front Line（SFL）は足陽明経筋，Lateral Line（LL）は足少陽経筋に極めて一致し，身体の前後と外側の張力バランスに大きく関与する．内側のDeep Front Line

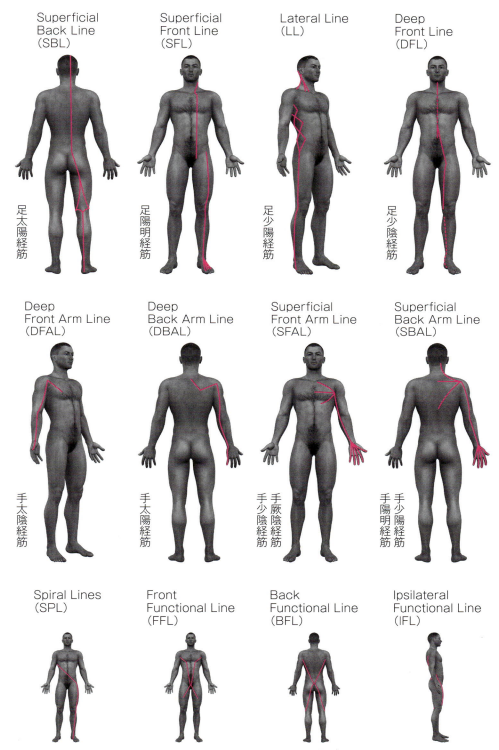

図 1-20　経筋と類似する筋筋膜経線（トーマス・W・マイヤース[13,14]を基に作図）

（DFL）の筋筋膜経線は後脛骨筋，大内転筋，脊柱の前にあり，足少陰経筋と類似する．DFL の筋筋膜経線が足少陰経筋の分布範囲を越え，呼吸に関わる横隔膜や斜角筋などにつながる．足少陰経筋の支える足少陰経（脈）が連絡する腎が吸気（納気）に関与していることから，筋筋膜経線は経脈の働きも含む点を有すると考えられる．Dr.Peter Dorsher らは DFL を経脈と比較し，足少陰腎経と足厥陰肝経に近いとしている[15]が，類似性は足少陰経脈よりも足少陰経筋が高い．腕では Deep Front Arm Line（DFAL）が手太陰経筋，Deep Back Arm Line（DBAL）が手太陽経筋，Superficial Front Arm Line（SFAL）が手厥陰経筋と手少陰経筋の組合せ，Superficial Back Arm Line（SBAL）が手少陽経筋と手陽明経筋の組合せと極めて一致する．

経筋と筋筋膜経線との違いとしては足太陽経筋，足陽明経筋，足少陽経筋，手陽明経筋，手太陽経筋が顔面部に分布するのに対し，SBL，SFL，LL，SBAL，DBAL では分布しない点があげられる．顔面部の筋を考慮している点では経筋の考えが筋筋膜経線に対して優位性をもつと考えられる．経筋体操では，顔面部の鼻づまり（Method 3 症例 3）などに効果を示している．

足太陽経筋は肩から前胸部，足陽明経筋は脇から脊柱，SFAL は広背筋，DBAL は菱形筋を含むことも相違点である．足太陰経筋・足厥陰経筋と筋筋膜経線との一致はなく，身体の捻れに強く関わる Spiral Lines（SPL）と，立位姿勢の調節にはほとんど関与しないが運動等の活動時の役割が重要な Front Functional Line（FFL）・Back Functional Line（BFL）・Ipsilateral Functional Line（IFL）は経筋との一致性は認められない．捻れ運動に関わる視点については筋筋膜経線に優位性があると考えられる．

相違する点もあるが，両者の一致率は極めて高く，経筋は現代医学的には筋膜網に近いと考えることが妥当だといえる．

2. 関節と筋膜との関係

アナトミー・トレインは身体機構全体を説明する用語であり，身体は圧縮と張力のバランスによって保たれていると考え，身体の動作や運動の理解に圧縮と張力によるテンセグリティ構造を用いている．テンセグリティとして知られる構造では，バランスの取れた張力材（ゴム紐）の中で圧縮材（棒）が互いに接触することなく浮かんでいる．人体ではコラーゲンを含む筋筋膜を主体とした軟部組織が圧縮性の骨や非圧縮性の筋や器官の周囲に張力網を構築し，圧縮部材の骨は張力網の中に浮かんでいると認識する．張力網のなかに存在する筋の収縮による力は，張力網を通して骨や関節に伝わり，関節が動く（図 1-21）．

人体解剖ではテコ，角度，パワーの関連から個々の筋を独立させた機械モデルとして運動を理解する．経筋とアナトミー・トレインでは，一カ所が動くと身体全身

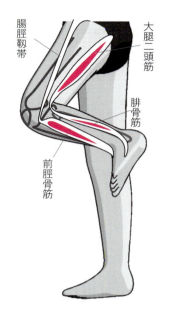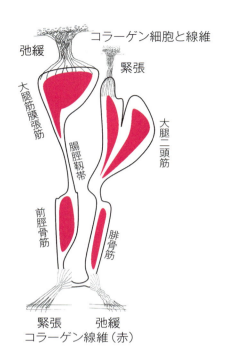

図 1-21　張力網のなかに存在する筋のイメージ

が反応するという途切れのない運動的な繋がりという視点を重視する．この点で両者は一致して，人体解剖の視点と異なっている．アナトミー・トレインにおける全身的な繋がりはテンセグリティ構造を外部から圧力を加えて変形させると一部分の緊張が構造全体に分散する特徴で説明できる．これは身体に生じるゆがみの理解にも役立ち，すべてのケガや障害が即時に全身に分散する現象が Huijing らによって生物学的に実証されている[16〜18]．

　経筋の異常はテンセグリティ構造における張力を介した伝播に加え，現代医学の主動作筋と拮抗筋を陰陽としてとらえた陰陽協調から解釈される．そこには神経を介した反射が含まれる．神経が伝導する情報には固有感覚受容器や自由神経終末，ゴルジ腱器官などからの固有感覚，位置覚，運動覚などがある．円滑な関節運動は神経組織が含まれなければ説明が困難であり，この点において神経を含む機械モデルを有する身体を部分に切り分ける解剖学の視点との共通項が見いだせる．実は解剖学の視点においても局所障害の全身的な影響は考察されており，たとえばグローバル筋とローカル筋のバランスの崩れは機械モデルにおけるテコの不調和による関節ストレスを増加させ，炎症や関節症などの原因と考えられている点などが挙げられる．

　これらの考察から筋筋膜経線や経筋は関節運動の理解における解剖学を否定するものではなく，補完する考えであり，臨床における関節や筋の理解には複数の視点からの観察が重要であることがわかる．

文　献

1) 有馬義貴，近藤史生，村上高康：はりきゅう基礎技術学．有馬義貴・編，文京区，東京：南江堂，2007．
2) 篠原昭二，勝見泰和：運動時愁訴に対する経筋を応用した遠隔部治療について．全日本鍼灸学会雑誌，53（1）：4-7，2003．
3) 篠原昭二：運動系愁訴に対する経筋を応用した皮内刺鍼の有効性に関する臨床的研究．明治鍼灸医学，26：65-80，2000．
4) S. M. O. T. U. Lilian M. Sakuno：The tendon-muscle energy canal treatment. A study of case about the ingle area pain，関西医療大学紀要，2：92-96，2008．
5) 西浦綱平，兼古道子，高野道代，田口辰樹：経筋病症に対する鍼灸治療の症例　膝痛・肩痛．東洋医学，16（2）：35-37，2010．
6) 篠原昭二：【症例クローズアップ　腰痛へのアプローチ】ぎっくり腰を訴えて来院した足陽明経筋病の一症例．東洋医学鍼灸ジャーナル，1：66-69，2008．
7) 篠原昭二：経絡学説における経筋の意義と経筋治療の臨床的有用性．明治鍼灸医学，41：1-10，2008．
8) 内田匠治，篠原昭二：ド・ケルバン病とスマートフォンの使用時間の関係およびド・ケルバン病モデルに対して円皮鍼を用いた経筋治療の鎮痛効果．九州看護福祉大学紀要，17（1）：15-17，2017．
9) P. Page：Sensorimotor training：A "global" approach for balance training. *Journal of Bodywork and Movement Therapies*, 10（1）：77-84, 2005.
10) 新関真人：臨床で毎日使える図解姿勢検査法．横須賀市，神奈川県：医道の日本社，2003．
11) カロリン・リチャドソン，齋藤昭彦：脊椎の分節的安定性のための運動療法～腰痛治療の科学的基礎と臨床．東京都，千代田区：産学社エンタプライズ出版部，2002．
12) 竹谷内宏明・監修：カイロプラクティックテクニック総覧—新版—．港区，東京都：エンタプライズ，2007．
13) トーマス・W．・マイヤース：アナトミー・トレイン—徒手運動療法のための筋筋膜経線．文京区，東京都：医学書院，2016．
14) 戸部慎一郎：ファッシャル・リリース・テクニック　身体構造のバランスを整える筋膜リリース技術．横須賀市，神奈川県：医道の日本，2013．
15) Dorsher, Peter T：Myofascial Meridians as Anatomical Evidence of Acupuncture Channels. *Medical Acupuncture*, 21（2）：91-97, 2009.
16) G. C. B. P. A. H. Huub Maas：Intermuscular interaction via myofascial force transmission：effects of tibialis anterior and extensor hallucis longus length on force transmission from rat extensor digitorum longus muscle. *Journal of biomechanics*, 34（7）：927-940, 2001.
17) P. A. Huijing：Intra-, extra-and intermuscular myofascial force transmision of synergists and antagonists：effects of muscle length as well as relative position. *Journal of Mechanics in Medicine and Biology*, 2（03n04）：405-419, 2002.
18) P. A. & B. G. C. Huijing：Extramuscular myofascial force transmission within the rat anterior tibial compartment：proximo-distal differences in muscle force. *Acta Physiologica*, 173（3）：297-311, 2001.
19) P. A. Huijing, R. T. Jaspers：Adaptation of muscle size and myofascial force transmission：a review and some new experimental results. *Scandinavian journal of medicine & science in sports*, 15（6）：349-380, 2005.

第2部　実践編

経筋体操

I. 概論

1. 経筋体操とは

　　患部の筋肉を極力動かさず，患部の同経筋上に存在する遠隔部の筋肉を動かし，愁訴を改善に向かわせる治療法（体操法）である．

　　身体のすべての筋肉（骨格筋）は十二経筋のいずれかに当てはまる．身体において愁訴のある部分がどの経筋上に存在するかを判別し，その経筋上の筋肉を動かすことによって，愁訴を改善に向かわせる．

　　経筋体操の特徴は，愁訴のある部位を動かさず，その部位と協調して動く経筋上のいずれかの筋肉を動かすので，安全かつ患者の負担が少ないことである．

2. 経筋体操の効果

　　東洋医学において痛みの原因は，「不通即痛」（すなわち，流れるべきものが流れなくなり，痛みが生じる），「不栄即痛」（すなわち，栄養が行き渡らなくなり，活き活きしていなければならないものが活き活きできなくなり，痛みが生じる）とされている．経筋病による痛みの症状の多くは，軟部組織の緊張と弛緩のバランスが崩れることで起こった歪により瘀血等が生じ，本来通じていなければならないものが通じなくなること，「不通即痛」で起こる．第1部理論編III-1で述べたように，ヨットでは骨組みの支持機構としてロープや帆布（柔軟性のある膜様の構造物）があり，そのロープ，帆布の張力や圧迫力によりヨット自体の構造が維持されている．部分的でもその張力や圧迫力の欠如，または過剰がおこると骨組みに偏りが生じるとともに，別の場所に過剰な張力や圧迫力が生じる．人体の骨組みをみると，骨格があり，骨格を支える筋肉がある．また，筋肉を支える筋膜などがあり，全体を支えるものの一つとして皮膚がある．

　　人体でも，ヨットの例と同様に，支えるものの張力，圧迫力の欠如や過剰が起こると，張力，圧迫力に大きな偏りが現れ，関連する部分に「不栄」や「不通」が起こり，それにより痛み，ひきつりが起こると考えられる．

　　経筋体操では，経筋理論に基づいて筋肉を動かすことにより，筋・関節運動の不

協調や神経・血管の圧迫（＝不通）を解消しているのである．

3. 経筋体操の適応

　経筋は，経脈の及ばない範囲も含めて，体表の運動器系統に広く分布している．一方，経脈は経筋が流注・分布しない臓腑に接続している．経筋体操は運動器系統の症状群に用いることができる．

　経筋体操の適応の判断は，異常経筋を確認することによって行う．異常経筋の特定には，まず動作による痛みやひきつりなどの症状を確認することから始める．動作確認では，症状が誘発・再現されるまで，自動運動，施術者による他動運動，さらに負荷をかけた抵抗運動を順に試す．そののち，選択した経筋上を流注する経脈の井穴を施術者が圧迫して動作を行い，症状の再現を確認する．軽減傾向があれば経筋体操の適応である．

4. 井　　穴

　井穴は十二経脈の各経脈に一つずつ存在し，五兪穴の一つである．五兪穴は，肘や膝関節よりも遠位に存在する5種類の経穴で，井穴，榮穴，兪穴，経穴，合穴を指す．経筋治療においては榮穴，兪穴も重要であるが，経筋体操では井穴を重要視している．異常経筋の判断に井穴を用い，適応不適応の判断も井穴を基準とする．厳密には榮穴，兪穴，それ以外の部位（経筋上の部位）に異常経筋の症状軽減点がある場合もある．少数例ではあるが，井穴のみで適応不適応の判断ができない場合もある．

　井穴は手足の末端で爪の角に位置する．足少陰腎経の井穴は足の裏の湧泉穴で爪の角には存在しないが，流注に基づいて足の第5趾の内側の爪の角を使用する．

　井穴を圧迫するのは『類経』に「筋は木に属し，その華は爪にある．だから十二経筋はすべて四肢の爪から起こって……」との記載があることを論拠とし，また，井穴は陰経においては木穴であり，陰主陽従の関係から，井穴は陽経においても木性の働きをし，木は五行において筋を主り，筋の反応を最もよく示す穴は五行穴の中の木穴（井穴）であるという考えからである．

5. 経筋体操の流れ

　実際に経筋体操を行い，愁訴を改善させるまでの流れは図2-1の通りである．

　まず，①患者の症状の確認を行う．症状の部位，程度，範囲，症状の出る動作，姿位などを確認する．②症状の部位，症状の出る動作から（経筋走行図と照らし合わせ）異常経筋を推定する．③異常経筋の特定のため，その経筋走行が始まる井穴を圧迫しながら症状の出る動作を行ってもらう．④症状の改善傾向（疼痛の緩和，動作のしやすさなど）が認められればその井穴から始まる経筋が異常経筋として断

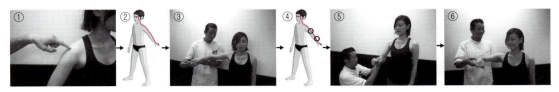

図 2-1 経筋体操の流れ
①症状部位,疼痛姿位の確認　②異常経筋の推測　③動作による症状の誘発・増悪を確認する　④異常経筋の判断：経筋体操の施術部位の選定　⑤経筋体操の実践　⑥効果判定（自発痛,動作痛,可動域など）のようにすすめる.

定される.改善傾向が見られなければ隣接する経筋の井穴を圧迫しながら同様に動作を確認し,改善傾向が見られる経筋を探る.⑤経筋を特定したら症状のある部位を動かさない経筋体操を選択し,行う.⑥経筋体操中,症状が出るようであればその部位での経筋体操を中止し,他の部位で経筋体操を行う.その後,症状の出ていた動作を再び行い,症状の変化を確認する.

6. 経筋体操の施術部位

経筋体操は Method 1〜12 まであり,Method 1〜12 はそれぞれ十二経筋に対応している.図 2-1 に示したように異常経筋の推測（判断）を行った後に各 Method（Method 1〜12）を選択する.大まかには,以下のように足の三陰三陽経筋,手の三陰三陽経筋に分けることができる.

- 足の三陽経筋：どれも非常に広範囲にわたり,長く,足先から頭頂部まで続く.なかでも足太陽経筋と足陽明経筋は,身体の後面,前面と多くの筋肉と関連しており,活用の幅もとても広く,上手く応用することで多くの疾患の改善が期待できる.両経筋の間をうめる足少陽経筋は身体の側面を主る（**図 1-9 右**参照）.
- 足の三陰経筋：足先から下腿,大腿内側面に分布し,陰部に入る特徴を持つ.足太陰経筋は陰部から体幹前面に,足少陰経筋は十二経筋中唯一足底を走行し,陰部から体幹後面にわたる.足厥陰経筋は,陰部にて終わる（**図 1-9 左**参照）.
- 手の三陽経筋：手尖から手背,前腕外側面に分布し,肩部,頚部を通り頭部まで続く.上肢伸筋群の痛みの改善に使用することが多く,手関節の痛み（尺側であれば手太陽経筋,背側であれば手少陽経筋,橈側であれば手陽明経筋）,肩関節周囲の痛みにも幅広く使用が可能である（**図 1-8 右**参照）.
- 手の三陰経筋：手尖から手掌,前腕内側,上腕内側面に分布し,腋窩を通り,体幹前面まで続く.上肢屈筋群の痛みの改善に使用することが多い（**図 1-8 左**参照）.

7. 経筋体操の選択

各 Method のトリートメント,トレーニングには数種類の運動があるが,選択にあたっては「動作時痛のある筋肉,関節は動かさない」ことを大前提とする.そのうえで,以下の選択基準によれば,効果的な経筋体操を行うことができる.

○患者の取りやすい体勢
○患者の理解しやすい動作による経筋体操（動き）
○患部に負担をかけない程度に関節可動域が広く，筋肉自体が大きい

　各 Method において，異なる体勢で同じ部位を用いる経筋体操がある場合も，上記の基準で経筋体操を選択する．また，患部に負担がかからないのであれば，同 Method について複数の経筋体操を行う方が効果的である．

8. トリートメント・トレーニング・ストレッチ

　経筋体操の施術部位は，異常経筋の症状のある部位に負担のかからない部位である．症状が一部位の場合は，症状のある部位から2関節以上離れた部位にある比較的大きな筋肉を対象として選択する．選択部位は症状の遠位・近位を問わない．遠位と近位の複数部位を組合せて実践してもよい．トリートメントでは，施術者が症状の誘発や増悪が発生しない位置と角度を確認し，MMTの5を目安とした抵抗で5秒間，等尺性運動を指示する．

　症状が複数個所に及ぶ場合で，症状の誘発や増悪が発生しない筋が選択できる場合は，その筋を対象とする．選択が困難な場合は，複数の筋を対象として症状を誘発・増悪させない位置と角度を確認しながら運動を実施する．具体的には，①施術者が患者と二人で行う「トリートメント」（図 2-2），②器具や自重を用いた「トレーニング」（図 2-3），③筋の柔軟性を高め，関節可動域を広げる「ストレッチ」（図 2-4）から構成される．

　施術者が強度や角度を指導できる「トリートメント」が最も効果が高い．「トレーニング」は，患者が施術所に行けない場合や急な負傷などのため，すぐに施術者の治療を受けられない場合，あるいは「トリートメント」を受けていても自宅などで痛みを軽減したい場合などに用いる手法である．同時に筋力トレーニングの要素も含んでいることから，症状の発現を予防する日常的な養生としても活用できる．

　「トリートメント」や「トレーニング」は筋に一定の柔軟性を取り戻させてからの施術が高い効果を得ることができる．そのため，「ストレッチ」は平素から行い，

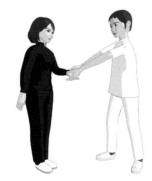

図 2-2　トリートメントの例

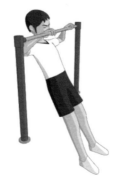

図 2-3　トレーニングの例

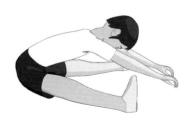

図 2-4　ストレッチの例

経筋体操を行う準備段階として使用するのもよい．日常的に「トレーニング」と併用すれば健康寿命を延伸させる効果が期待できる．加えて，経筋の流注・分布を体得させる練習に有効である．関節など，身体末端各部からの情報はカテゴリー化され処理される．このカテゴライズは後天的に構築される要素が多分にあり，経筋の流注・分布を経筋体操から体得させることは，身体を動かすときに多くの筋が連動して動くようになるため，結果としてケガをしにくい身体を構築させる意味を持っている．ストレッチは無理をせず，動かして痛みが出るようであれば中止する．

9. 経筋体操を行う上での留意点

(1) 症状の部位（患部）には負担をかけない
経筋体操によって症状が増悪する場合はその部位での体操を中止し，症状が増強しない部位を探す．

(2) 原因個所を動かさない（図2-5）
神経障害では末梢に症状があり，原因個所は中枢側に存在する．経筋体操を原因個所や症状を増悪させる部位で実施するのは禁忌である．

たとえば，腰部椎間板ヘルニアでは，経筋体操は腰部ではなく末梢で実施するというように，原因個所を徒手検査等を駆使して確認することを怠らない心掛けが重要である．

(3) 他の治療法を行う，もしくは併用する
激しい炎症性の痛みや著しい関節の位置異常（関節の脱臼，亜脱臼），重度な臓腑病との合併症では，井穴の圧迫刺激のみでは変化は現れにくいため，他の治療法を行う，もしくは他の治療法と併用する．

(4) 関節の安定性の確認
関節の亜脱臼や不安定性を確認した後に実施する．不安感のある関節での施術は不安感を生じる方向への動作を避けて実施する．

肩や膝の不安定性を確認するには，徒手検査としてアプリヘンジョンテストを用いる．肩関節では外転・外旋位での水平伸展，膝蓋大腿関節では膝蓋骨の外方移動で，不安感を確認する．

(5) 複数の経筋が動く
経筋体操の多くは複数の経筋を同時に動かす．経筋は互いに連結し，共同・拮抗して働くため，単一筋の運動に固執する必要はない．

(6) 負荷について
トリートメントは等尺性運動を目安に行うが，等尺性に近い筋運動であれ

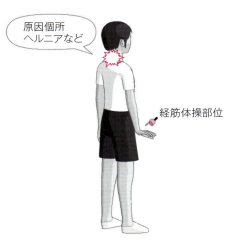

図2-5　原因個所を動かさない

ば短縮性でも伸張性でも問題ない．また，1回のトリートメントで効果が薄い場合，同じ経筋体操を複数回行うと良い．トリートメントに用いる「MMTの5」の負荷とは，徒手筋力検査における「強い抵抗を加えても運動域全体にわたって動かせる」程度の負荷のことである．

トレーニングに使用するウェイトの重量目安には「RM法」を用いる．「RM」は「Repetition Maximum」の略で，経筋体操のトレーニングを行う場合，MMTの5程度の負荷による等尺性運動を行うことが望ましいが，安全性と効果

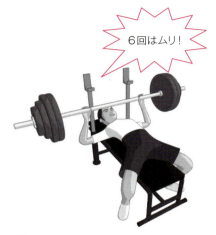

図2-6　5RM

を考慮して"15 RM"の負荷が推奨される（たとえば，ある重量を5回挙上することは可能であるが，6回目は不可能といった場合，"5 RM"と表現される）．

1セット10回を目安としてゆっくり行う．効果の薄い場合は複数セット行う．RMの算出方法は，最大重量（1 RM）＝使用重量（kg）×｛1＋（回数÷40）｝である．

15 RMという回数では，最大重量の70％程度を使用する計算となる．RM法はあくまで目安であり，その日の体調や環境によって変動するものであることを理解した上でトレーニングを行うことが重要である（図2-6）．

II．施術の手順と治療の実際

Method 1 足太陽経筋〜12 手厥陰経筋まで，Methodごとに，経筋の流れ，病症をのべる．その後，トリートメント，トレーニング，ストレッチについて，施術部位ごとに，主訴と施術の手順，注意点など，多数の写真を用いて解説する．まとめとして，各Methodの経筋ごとに，共通主訴に対応する経筋体操のトリートメント，トレーニングを，また同経筋に働きかける準備段階として行うストレッチを同部位表に示した．最後に症例を入れた．

各経筋の流れは古典に準じたため，経筋図に示す筋肉の流れと完全な整合性はとれていない．原文に関しては古典を参考にしていただきたい．施術の手順の写真では，↑は術者の運動方向を，↑は患者の運動方向を示す．

トリートメント，トレーニングの施術部位は異常経筋上にある．原則患部と同側で行う．一側でバランスのとりにくいケース（体幹についている四肢関節のトリートメント，トレーニング）では両側を施術しても良い．体幹部で異常経筋の左右がはっきりしない場合も，両側で行ってよいが，井穴の圧迫でより症状の軽減が見られる側の施術を行う方が効果的である．ストレッチは経筋体操の効果を良くするために行うものであり，日常的には両側で行うとよい．治療においては，施術部位側を優先する．

Method 1　足太陽経筋

1. 経筋の流れ

　足太陽経筋は，『霊枢　経筋篇十三』の最初に登場する．足太陽膀胱経脈が養う筋肉である．足太陽経筋は足の第5趾から始まり，小趾外転筋，第3腓骨筋（変異あり），外果，アキレス腱，長腓骨筋腱，短腓骨筋腱，腓腹筋，長腓骨筋，短腓骨筋を含み，下腿後面へと上がり，膝窩まで入る．

　膝窩より大腿二頭筋，半腱様筋，半膜様筋を含めたハムストリング全体をたどり，殿筋へと入る．肛門括約筋も足太陽経筋の一つとなる．

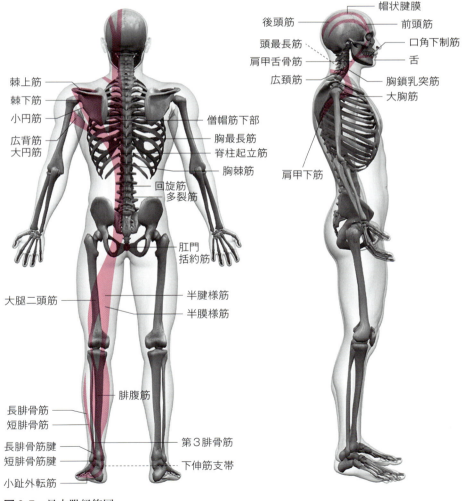

図2-7　足太陽経筋図

そのまま，仙骨から多裂筋，胸棘筋，胸最長筋（脊柱起立筋），回旋筋をたどり，頚部まで上がり後頭筋，帽状腱膜，前頭筋より顔面部へと下降し，口角下制筋を含めた鼻翼付近の顔面筋まで達する．

頚部から分岐する走行は肩甲舌骨筋を含み舌に入る．また，背部からの分岐は広背筋，大円筋，僧帽筋下部を含み，肩甲骨，肩関節に入る．この部は中国の李鼎氏による経筋図に，肩関節をぐるりと回る経筋として記されているが，解剖学的にこのような筋肉は存在せず，筆者は回旋筋腱板（ローテーターカフの一部）と理解し，回旋筋腱板に由来する肩関節の不具合は，足太陽経筋の不具合の一つと考える．この走行は肩関節で終わる．　　　　　　　　　　　　　　（図2-7，8）

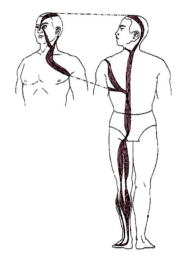

図2-8　足太陽経筋図（古典）

2. 病　　症

足太陽経筋に発生する病症は，第5趾の脹痛，踵の腫痛，腓腹筋・ヒラメ筋の痙攣（転筋など），アキレス腱痛，膝窩の脹痛，大腿後面痛，肛門痛（痔），脊柱の引きつり，背筋の強張り，腰痛（ぎっくり腰，坐骨神経痛など），背部痛などである．また，先ほども触れた「肩関節を取り巻く筋肉」の痛み（肩関節周囲炎，フローズンショルダーなど），後頚部痛（頚椎捻挫，寝違えなど），後頭部痛，脇から肩にかけての締め付けるような痛み，一部，眉毛あたりの前頭部痛などが病症として現れる．足太陽経筋は鼻・舌と目上網（上瞼を開閉する筋）にも分布しており，鼻づまり，舌痛・舌の痺れ，眼精疲労・目の乾燥感，上眼瞼の運動障害などの病症がある．

3. トリートメント・トレーニング・ストレッチ

足太陽経筋は主に身体の後面部をつかさどる．よって体の後面を主とした疾患には多くの場合Method 1が効果的である．トレーニングは足太陽経筋の症状がある時の自宅での指導や，セルフケアをする時に行う．ストレッチは，足太陽経筋の走行範囲である下腿後面〜腰背部，後頚部，肩関節の症状の予防に効果的である．

用いる井穴：至陰穴（図2-9）＝足の第5趾外側爪甲根部

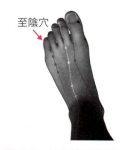

図2-9　足太陽膀胱経
　　　井穴：至陰穴

Method 1　トリートメント　1～6

1 腓腹筋，ヒラメ筋部
主訴：主に頚部後面の痛み，腰背部の痛み．
①伏臥位で膝を90°屈曲させ，足関節を背屈させる．
②その状態から，腓腹筋・ヒラメ筋を意識しながら底屈させる．この時にハムストリングに力が入らないように注意する．
③術者は拮抗するか，ゆっくり底屈が可能な力加減で抵抗を加える．　　　　　（図1）

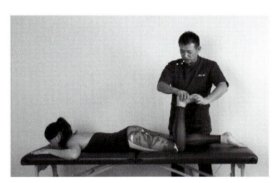

1-①　術者は踵と前足底を包むように把持する．

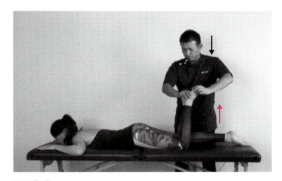

1-②③

2 ハムストリング部
主訴：主に頚部後面の痛み，腰背部の痛み．
①伏臥位で膝をやや屈曲する．
②その状態から，ハムストリングを意識しながら膝を屈曲していく．この時，足関節や殿筋，背中の筋肉に力が入り過ぎないように注意する．
③術者は拮抗するか，ゆっくり屈曲が可能な力加減で抵抗を加える．　　　　　（図2）

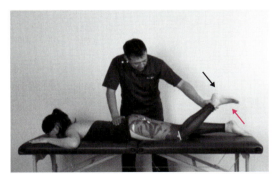

2-①　腰部が浮かないように注意する．

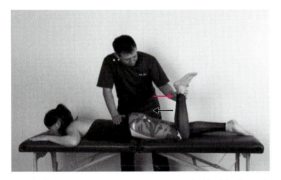

2-②③　術者が力を入れ過ぎると転筋が起きやすい部位なので注意する．

3 ハムストリング，脊柱起立筋部

主訴：肩関節の痛み，下腿後面部の痛み．
① 伏臥位とする．
② その状態から胸を張るように，仙骨付近の脊柱起立筋に意識をしながら上体を反らす．
③ 術者は必要であれば足関節の上あたりを固定する．　　　　　　　　　　　　　　　　（図3）

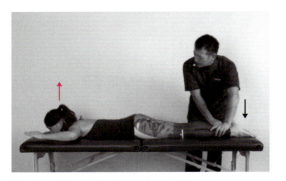

3-①　背部に痛みのある方には行わない．

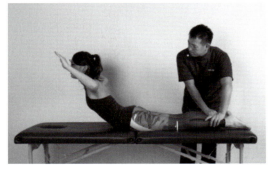

3-②③

4 腰部

主訴：主に下肢後面の痛み，後頸部の痛み．
① 上体を前傾させる．
② その状態から頸に力が入らないように上体を起こしていく．仙骨付近に力を入れるような意識で行う．
③ 術者は拮抗するか，ゆっくり体幹の伸展が可能な力加減で抵抗を加える．　　（図4）

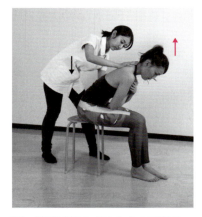

4　頸部は静止させたままで行う．

5 後頸部-1：座位

主訴：主に腰の痛み，大腿後面やふくらはぎ，アキレス腱などの痛み．
① 頸部を前傾させる．
② その状態から，顔を上に向けるように力を入れる．後頭隆起際の項靱帯付着部付近（天柱穴付近）に力が入るように意識をして，上を向くように力を入れる．
③ 術者は拮抗するか，ゆっくり背屈が可能な力加減で抵抗を加える．　　　　　（図5）

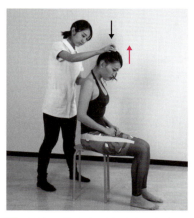

5　腰部は静止させたままで行う．

6 後頸部-2：伏臥位

主訴：腰部の痛み，下肢後面の痛み，肩関節の痛み．

①伏臥位で顔を伏せる．

②その状態から，後頸部の板状筋・後頭直筋・頭半棘筋などを意識しながら顔を上げるように頸部を後屈させる．背中や腰に過剰に力が入り過ぎないように注意する．（図6）

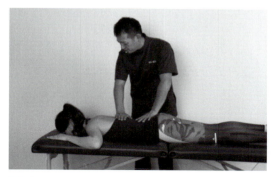

6-①

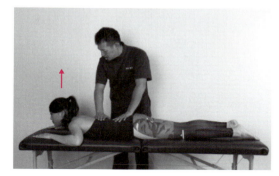

6-② 術者は少し抵抗を加える方が良い．

Method 1　トレーニング　1〜6

1 下腿部

主訴：主に頸部後面の痛み，腰背部の痛み．

①5 cm くらいの段差につま先をかけて足を適度に開く．

②背伸びをしてつま先立ちをする．

③母趾の付け根に重心を置いたままかかとを降ろし，ふくらはぎの筋肉を使ってかかとを上げる（膝下の足は地面に垂直）．（図1）

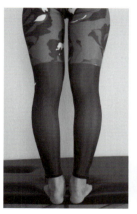

1-①

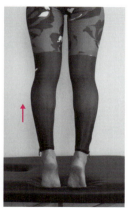

1-②③ 反動をつけずゆっくり行う．

② 大腿後面部

主訴：肩関節の痛み，下腿後面部の痛み．
①ラバーチューブなどを用いる．
②大殿筋，ハムストリングを意識し，膝を曲げないように股関節を伸展させる．この時，上体が前傾しないように注意する．
③より強く大腿後面を収縮させる場合は膝を屈曲させる．この際，股関節が屈曲しないように注意する．　　　　　　　　　　（図②）

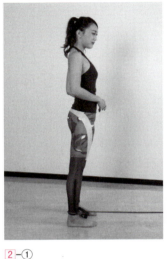

②-①

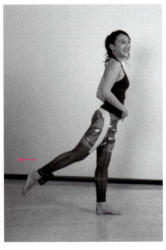

②-②

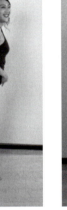

②-③　マシン・アンクルウェイト等を使用しても良い．

③ 腰下肢部

主訴：腰部の痛み，下肢後面の痛み，肩関節の痛み．
①伏臥位をとる．
②その状態から，脊柱起立筋・ハムストリング・殿筋・板状筋を意識して身体を反らす．頸部も後屈する．　　　　　　　（図③）

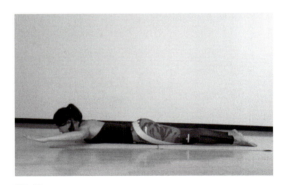

③-①

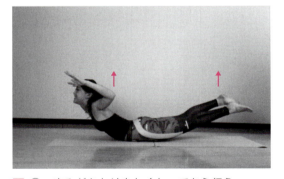

③-②　痛みがかなり少なくなってから行う．

マシン：ここでいうマシンは「レッグカールマシン」のこと．

アンクルウェイト：アンクルウェイトは足首に装着するトレーニングウェイトのこと．

4 腰背部

主訴：頸部後面の痛み，下腿後面部の痛み．
①仰臥位で膝を半ば屈曲する．

②その状態から，ハムストリング・殿筋・脊柱起立筋を意識して背中を持ち上げる．（図4）

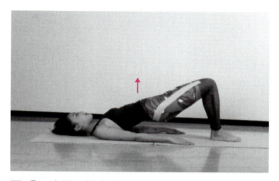

4-①

4-② 多数の筋肉を動かすため，痛みが出る場合は行わない．

5 ハムストリング，殿部

主訴：腰背部の痛み，頸部後面の痛み，肩関節の痛み．
①足を肩幅より少し広めにとる．
②正面を向いて胸を張り，膝を軽度屈曲する．
③ヒップヒンジの要領で殿部を後方に出す．

④ウェイトを持ち，脊柱起立筋はそれほど意識せず，猫背にならないようにハムストリング・殿筋を意識して膝を伸ばす．この時に胸を反り過ぎず，腕でウェイトを持ち上げないように注意する．（図5）

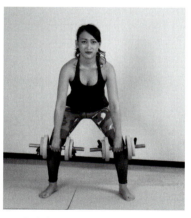

5-①②③

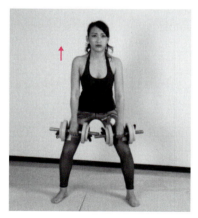

5-④

ヒップヒンジ：体を真っ直ぐにした状態から，股関節を中心に体重を後ろに移動させる．殿部を後方に突き出す形で，膝は20°〜40°ぐらいに曲げる．

6 後頚部

主訴：腰部の痛み，下肢後面の痛み，肩関節の痛み．

①頭部の後ろで手を組む．
②頚部を前傾させる．

③その状態から，頚部をまっすぐに戻していく．この時に組んでいる手で拮抗するか，ゆっくり伸展が可能な力加減で抵抗を加える． (図6)

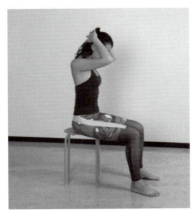

6-①②

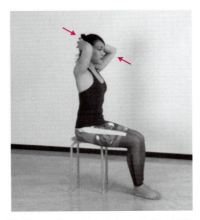

6-③　腰部は動かさないように行う．

Method 1　ストレッチ　1〜5

1 下腿部

①脚を前後に開く．
②アキレス腱を伸ばす要領で腓腹筋を伸ばす． (図1)

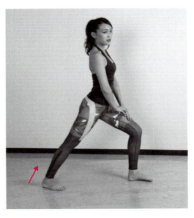

1

2 腰背部
①主にハムストリング・膝窩筋を意識する．
②足関節を背屈することで，腓腹筋・ヒラメ筋を伸ばし，上体を前屈することで脊柱起立筋を伸ばす． （図2）

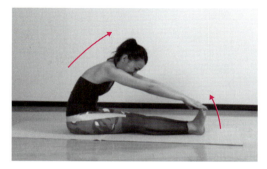

2

3 後頸部
①頸部を前屈させる．
②後頸部の後頭直筋・頭斜筋・頸頭板状筋・頸腸肋筋・頭最長筋・頭半棘筋・頸棘筋などの伸展を目的に伸ばす． （図3）

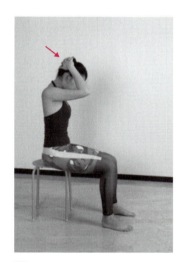

3

4 肩部
①肩関節を水平屈曲させ前腕を回内させる．
②その状態から，棘下筋・三角筋後部・小円筋・大円筋の伸展を目的に伸ばす． （図4）

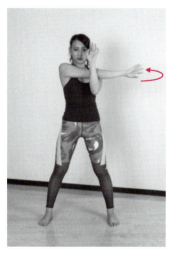

4

5 前胸部

① 肘を 90°屈曲位とする．
② 上腕を回外し，胸を開くように大胸筋を伸ばす．　　　　　　　　　　　（図5）

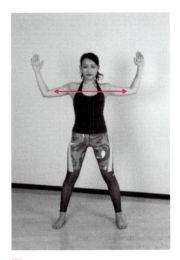

⑤

同部位に働きかける経筋体操をまとめると**表 2-1** のとおりである．

表 2-1　Method 1　足太陽経筋・同部位表

トリートメント	トレーニング	ストレッチ
1	1	1
2	2	3
3	3	3
4	5	2
5	6	3
6	6	

Method 1　症　例

1. 頚部の痛み

30 代男性　会社員

主　訴：交通事故後の頚部痛（むち打ち症）

現病歴：1 週間前，車の運転中，後部より車に追突される．その後，頚部後屈時に頚部背面の痛みを発症した．整形外科にて交通事故によるむち打ち症と診断された．

治　療：頚部後面の痛みを足太陽（膀胱）経筋の病症と疑い，至陰穴を母指で圧迫後，頚部の前後屈を行った．幾分痛みが和らいだため，Method 1 足太陽（膀胱）経筋の経筋体操を選択した．動作時痛のある頚部は動かさずに，腰部の経筋体操（トリートメント4）にて治療した．腰部の経筋体操を 3 回行い，頚部の痛みが 4 割ほど軽減した．

まだ痛みが残ったため，伏臥位にてレッグカールの要領で経筋体操（トリートメント2）を行った．その後，頚部前後屈の痛みがほぼ消失したため，自宅でも同様の体操（トレーニング2）を行うよう指導した．

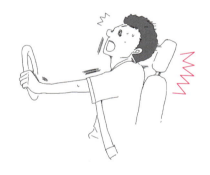

2. 肩関節の痛み

40 代女性　OL

主　訴：肩関節周囲炎

現病歴：半年前，思い当たる原因もなく左肩の痛みを自覚した．整形外科にて肩関節周囲炎と診断され，電気治療，マッサージを受けるが，症状は不変であった．来院時には，安静時の違和感，屈曲，外転，回旋時の疼痛，運動制限がみられた．

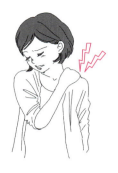
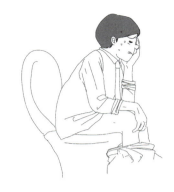

治　療：痛みの部位から手太陽（小腸）経筋，手少陽（三焦）経筋の病症を疑った．左関衝穴，左少沢穴を圧迫後，肩関節外転運動の可動域がやや改善されたため，Method 8 手少陽（三焦）経筋と Method 7 手太陽（小腸）経筋の経筋体操（左）（Method 7 トリートメント①・Method 8 トリートメント①）を行った．肩関節外転時の痛みの軽減，可動域の改善がみられたが，回旋時の痛みは不変であった．肩関節を囲むような痛みは足太陽（膀胱）経筋の病症でもあるため，左至陰穴を圧迫し，肩関節の運動をしたところ回旋時の痛みの改善がみられたため，カーフレイズの要領で Method 1 足太陽（膀胱）経筋の経筋体操（左）（トリートメント①）を行った．

　治療直後から肩関節の外転，屈曲，回旋時の痛みがほぼ消失したため，自宅において同様のトレーニング①，および Method 7 トレーニング②の体操をするよう指導した．

3．その他の不調

40 代男性　車の運転手

主　訴：痔核による肛門の痛み

現病歴：2～3 年前より疲れが溜まると，痔核の腫れ・痛みが激しくなることを自覚する．排便時の不快感，殿筋に力を入れた時の痛み，座位による疼痛がある．

治　療：肛門部に足太陽（膀胱）経筋が通っていること，至陰穴を圧迫し肛門部に力を入れて違和感が軽減することから，Method 1 足太陽（膀胱）経筋の病症と判断し，トリートメント①の足関節底屈運動をカーフレイズの要領で行った．これにより痛み，違和感が軽減することが認められたため，同様のトレーニング①の体操を自宅でも行うよう指導した．

レッグカール：直立の状態から膝を屈曲するが，膝が前に出ないよう注意する．

カーフレイズ：つま先立ち運動であるが，最終域で止まることを心掛ける．反動をつけずにゆっくり行う．

Method 2　足少陽経筋

1. 経筋の流れ

　　　　足少陽経筋は足少陽胆経脈が養う筋肉である．主に体の側面の筋肉と関連する．足少陽経筋は足の第4趾から起こり，第4背側骨間筋，下伸筋支帯と上行し，足関節外果の前へと走行し，長腓骨筋，短腓骨筋を含み，膝関節に入る．そのまま膝の外側，腸脛靱帯から上行し大腿骨頭付近の大腿筋膜張筋，小殿筋へと入る．

　　大腿部からの分岐は大腿前面へと走行し，外側広筋，大腿直筋を含み大腿四頭筋の一部を足陽明経筋と共有する．また，大腿骨頭あたりから大殿筋，梨状筋を含み，仙骨に向かう．

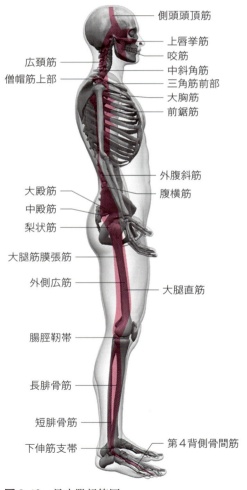

図2-10　足少陽経筋図

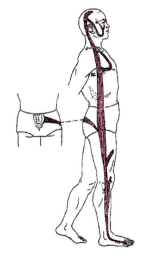

図2-11　足少陽経筋図（古典）

もう一つの主流は，腹横筋，外腹斜筋，前鋸筋と体幹の側面を上行し，三角筋前部を含んだ肩関節前面を通り，一部大胸筋を含み上行し，中斜角筋，広頚筋，僧帽筋上部を含む頚部外側から側頭頭頂筋を含む側頭部に入り，咬筋を含んだのち対側の側頭部まで到達する．

（図2-10, 11）

2. 病　　症

　足少陽経筋に発生する病症は，足の第4趾の痛み，足関節外側の痛み，足関節捻挫の際の前距腓靭帯の痛み，下腿外側の痛み，膝外側の痛み，変形性膝関節症，腸経靭帯炎（ランナーズニー），大腿部外側の痛み，前外側部の痛み，胸脇部痛，腰痛，殿部痛，頚部外側の痛み，偏頭痛様の側頭痛，目の疲れ，目の痛みなどである．

　また，右半身のみの症状，左半身のみの症状など，半身のみに偏る症状も足少陽経筋の病症と考える．

3. トリートメント・トレーニング・ストレッチ

　足少陽経筋は，主に身体の両サイドをつかさどる．よって体の側面を主とした疾患にはこの方法が効果的である．主に膝痛や下腿外側の痛み，足関節捻挫などに用い，肩や頚部の疾患にも用いる．

　トレーニングは足少陽胆経筋の症状がある時の自宅での指導や，セルフケア時に行う．ストレッチは，足少陽経筋の走行範囲である足～股関節外側側腹部，腰部外側，側頚部の症状の予防に効果的である．

　用いる井穴：足竅陰穴（**図2-12**）＝足の第4趾外側爪甲根部

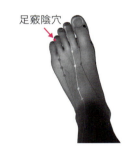

図2-12　足少陽胆経
　　　　井穴：足竅陰穴

Method 2　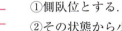　1〜5

1　股関節部

主訴：主に足関節外側の痛み，下腿外側の痛み，側頸部から肩上部にかけての痛み．

①側臥位とする．
②その状態から小殿筋・大腿筋膜張筋を意識して，股関節を外転していく．
③術者は拮抗するか，ゆっくり外転が可能な力加減で抵抗を加える．　　　　（図1）

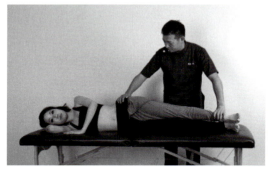

1-①

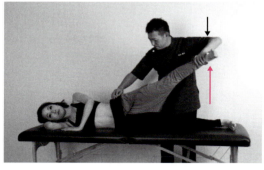

1-②③

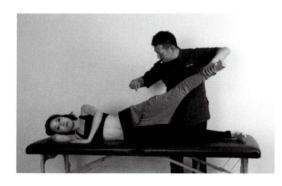

1-③　股関節を外転させるときに頸や側腹部に余計な力が入らないように指導する．

2　股関節，殿部-1

主訴：主に側頸部，側腹部，下腿外側，足関節外側の痛み．
①伏臥位とする．

②その状態から中殿筋を意識して，膝が曲がらないように股関節を伸展させる．
③術者は拮抗するか，ゆっくり股関節伸展が可能な力加減で抵抗を加える．　（図2）

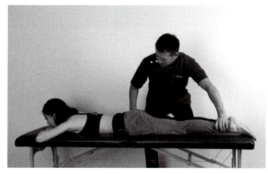

2-①

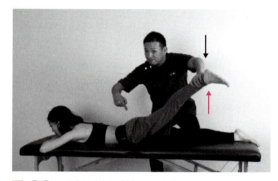

2-②③　殿部（中殿筋）を示す．

3 股関節，殿部-2

主訴：主に側頚部，側腹部，下腿外側，足関節外側の痛み．

①立位で壁や手すりに手をつく．

②中殿筋・大腿筋膜張筋を意識して脚を後側方に開いていく．

③術者は拮抗するか，ゆっくり股関節外転が可能な力加減で抵抗を加える．　　　　（図3）

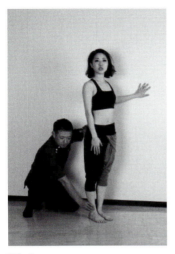

3-①

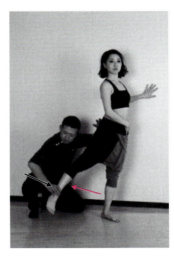

3-②③

4 側腹部

主訴：主に側頚部，下肢外側の痛み，足関節外側の痛み．

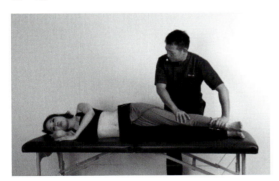

4-①

①側臥位とし，脚を固定する．

②腹横筋・内腹斜筋・外腹斜筋を意識して上体を持ち上げる．　　　　　　　　　（図4）

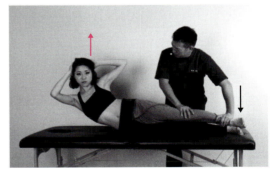

4-②

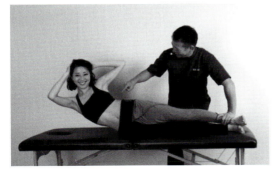

4-③　頚や殿筋に力が入りすぎないように筋肉の動きを注意しながら指導する．

5 側頚部

主訴：主に側腹部の痛み，腰部外側の痛み，下肢外側の痛み，足関節外側の痛み．

① 側臥位とする．

② 側腹部に力が入らないように，斜角筋，側頚部を意識して頚を持ち上げる．

③ 術者は拮抗する力加減で抵抗を加える．

（図5）

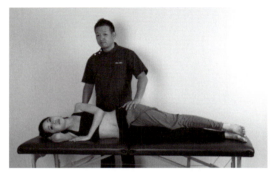

5-①

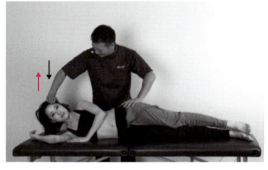

5-②

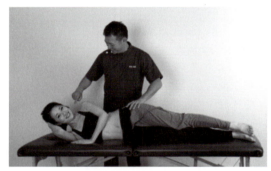

5-③ 腹筋や側腹部に力が入りすぎないように指導する．

ダンベルサイドベント：動作中，胴体以外は動かないようにする．ウェイトは胴体の近くで維持する．

| Method 2 | トレーニング | 1〜2 |

1 殿部，大腿部

主訴：主に足関節外側の痛み，下腿外側の痛み，頸部外側から肩上部の痛み．

①足にウェイトをつける．
②中殿筋を意識して下肢を外転させる．
③梨状筋，大腿筋膜張筋を意識して大腿を外転・外旋させることで，さらに足少陽経筋に働きかけることができる．　　　　（図1）

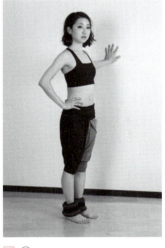

1-①

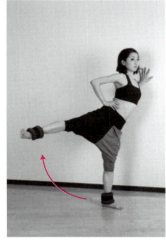

1-②

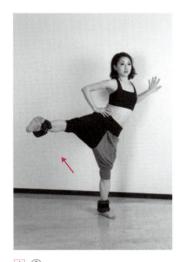

1-③

2 側腹部

主訴：主に足関節外側の痛み，下腿外側の痛み．

①足を適度に広げ，ウェイトを持つ．
②ウェイトを持っている方へ側屈する．
③内腹斜筋・外腹斜筋と側腹部を縮める意識で，ウェイトを持っていない方へ側屈させる．　　　　　　　　　　　　　（図2）

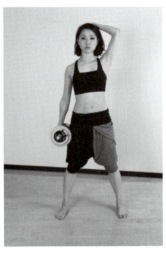

2-①

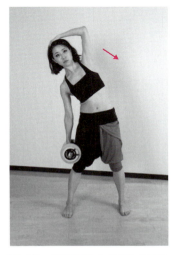

2-②　側腹部を大きく動かすために，まず反対側に側屈させる．

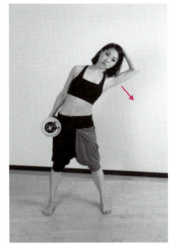

2-③　ダンベルサイドベントの要領で，体幹を側屈させる．

Method 2　ストレッチ　1〜4

1　足関節部
①足関節を内反させる．
②足関節から下腿の外側の筋肉を伸ばすように意識をする． (図1)

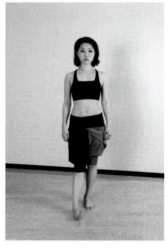

1

2　股関節部
①背すじを伸ばしたまま膝を抱える．
②胸に近づけるように膝を引き寄せる．
③梨状筋を意識して伸ばす． (図2)

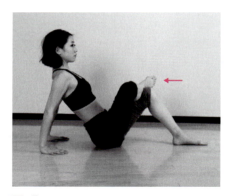

2-①

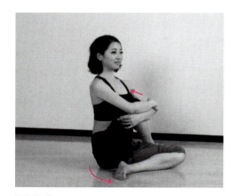

2-②③

3 体側面部

①立位，または②座位とする．
①②とも大腿外側部の筋・腸脛靭帯・腹横筋・前鋸筋・広背筋・上腕外側部の筋を意識しながら伸ばす． （図3）

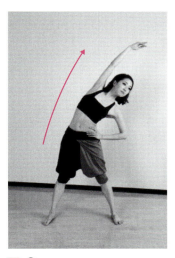

3-①

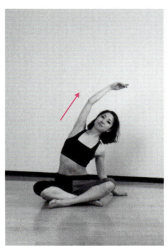

3-②

4 側頚部

頚部を側屈し，僧帽筋上部・中斜角筋を意識して伸ばす． （図4）

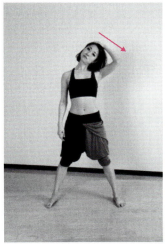

4

同部位に働きかける経筋体操をまとめると**表2-2**のとおりである．

表2-2　Method 2　足少陽経筋・同部位表

トリートメント	トレーニング	ストレッチ
1	1	2
2	1	2
3	1	2
4	2	3
5		4

Method 2　症　例

足関節の痛み
40代女性　OL

主　訴：足関節前外側の痛み
現病歴：数年前，バレーボールの競技中に，ジャンプで着地を失敗し，重度の右足関節内反捻挫をした．治癒するまで長期間を要した．

　来院の10日前，突然右足関節外側に軽度の痛みを自覚した．翌日には腫脹，疼痛が増悪し，整形外科を受診した．X線上では異常はみられず，「以前の捻挫で損傷した靭帯が再び痛み出したのでしょう」と言われ，湿布を処方されるも改善せず，当院を受診した．来院時，右足関節に腫脹，熱感がみられ，内反時に外果前下方に疼痛がみられた．

治　療：症状の部位，疼痛の出る動きから足陽明（胃）経筋，足少陽（胆）経筋の症状を疑

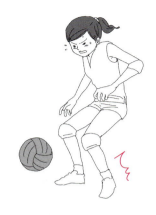

い，厲兌穴，足竅陰穴を圧迫し，足関節の可動域を確認したところ，右足竅陰穴の圧迫にて症状が和らいだため，右上側臥位にて右の股関節を外転させる経筋体操（トリートメント①）を行う．治療後，右足関節内反時の痛みが改善したため，自宅でも同様の体操（トレーニング①）をするよう指導した．

Method 3　足陽明経筋

1. 経筋の流れ

　　足陽明経筋は足陽明胃経脈が養う筋肉である．足陽明経筋は体の前面の筋肉と関連する経筋で，足の第2趾と第3趾から始まり，前脛骨筋腱，下伸筋支帯，総指伸筋腱を経て足背に入り，総指伸筋を含み分岐，上行し腓骨に入る．その走行は一部足少陽経筋と合し，長腓骨筋，短腓骨筋を含んだのち，伏兎穴付近の外側広筋，大腿筋膜張筋を含み上行し，腹横筋を経て胸肋に沿って内側へ上行し脊柱に属する（胃の病症と並行して背部の痛み，ひきつりが臨床上多くみられる．足陽明経筋との関連が深いためと考える）．

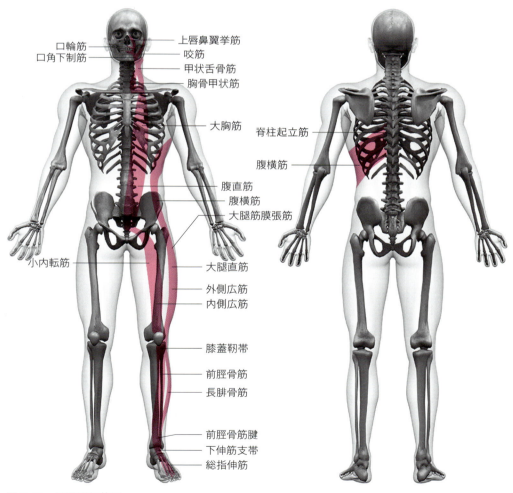

図2-13　足陽明経筋図

足背で分岐するもう一つの走行は，前脛骨筋，膝蓋靭帯を含み膝関節前面に入る．さらに上行し，大腿直筋，内側広筋，中間広筋を含んだのち，性器に集まり，上行して腹直筋，大胸筋の一部を含み小鎖骨上窩に集まり，胸鎖乳突筋を含む前頸部を上り，咬筋，口角下制筋，口輪筋を含む，口，頬骨に集まり，上では足太陽経筋と合流する（足太陽経筋は上瞼を，足陽明経筋は下瞼を主る）．また，咬筋付近で分岐した走行は頬部から顎関節に到達する．
（図 2-13，14）

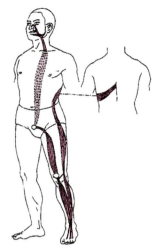

図 2-14　足陽明経筋図
（古典）

2. 病　　症

　足陽明経筋に発生する病症は，足の第2・3趾のつっぱり，前脛骨筋の痛み・重だるさ・ひきつりと，大腿四頭筋の痛み・つっぱり・痙攣，変形性膝関節症，上前腸骨棘周囲の股関節の痛み，腹筋のひきつり，痰が絡んで胸が苦しい，鼻づまり，顔面部・上顎洞痛，前頭洞痛，側頭部痛，やや前方の側頭部痛，背部胸椎10番〜12番を中心とした背部の痛み・引きつり・凝り，胸鎖乳突筋の痛み，歯の痛み，などである．

3. トリートメント・トレーニング・ストレッチ

　足陽明経筋は，主に身体の前面部をつかさどる．よって体の前面を主とした疾患にはこの方法が効果的である．主に膝痛や股関節の痛み，足関節捻挫などに用い，前頸部の疾患にも用いる．トレーニングは足陽明経筋の症状があるときの自宅での指導や，セルフケアをするときに行う．ストレッチは，足陽明経筋の走行範囲である足〜股関節前面，前腹部，前頸部の症状の予防に効果的である．

　用いる井穴：厲兌穴（**図 2-15**）＝足の第2趾外側爪甲根部

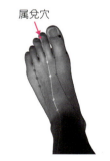

図 2-15　足陽明胃経
井穴：厲兌穴

Ⅱ．施術の手順と治療の実際／Method 3　足陽明経筋

Method 3　トリートメント　1～6

1　足関節部

主訴：大腿部前面の痛み，腹筋の痛み，頚部前面の痛み，目の下の頬（四白穴周囲）の痛み．

①座位とする．
②前脛骨筋を意識して足関節を背屈させる．
③術者は拮抗するか，ゆっくり背屈が可能な力加減で抵抗を加える．大腿部に力が入り過ぎないように注意する．　　　　（図1）

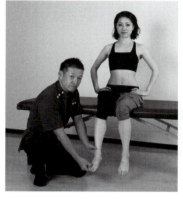
1-① 踵と足背を把持している．

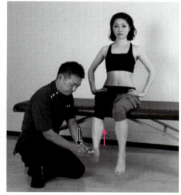
1-②

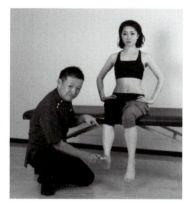
1-③ 前脛骨筋を示す．

2　大腿前部

主訴：足関節前面の痛み，下腿前面の痛み，腹筋の痛み，頚部前面の痛み，目の下の頬（四白穴周囲）の痛み．

この経筋体操は鼻づまりにも効果的である．

①座位とする．
②その状態から大腿四頭筋を意識しながら膝を伸展する．
③術者は拮抗するか，ゆっくり伸展が可能な力加減で抵抗を加える．　　　　（図2）

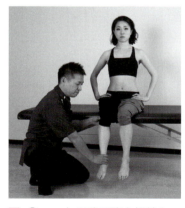
2-① 一方の手で膝を把持し，もう一方の手で足背を把持する．

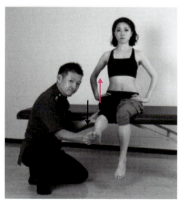
2-②

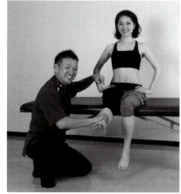
3-③ 大腿四頭筋を示す．

③ 股関節前面部

主訴：足関節前面の痛み，下腿前面の痛み，腹筋の痛み，頚部前面の痛み．

① 仰臥位とする．
② その状態から腸腰筋・大腿直筋を意識しながら股関節を屈曲する．
③ 術者は拮抗するか，ゆっくり屈曲が可能な力加減で抵抗を加える．　　　　（図③）

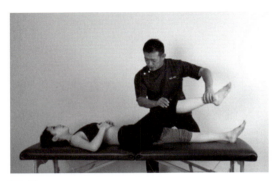

③-①

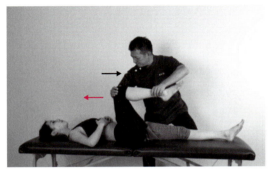

③-②　膝を腹部に近づけるように行う．

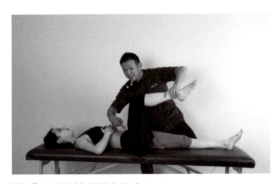

③-③　股関節前面を示す．

4 腹　部

主訴：足関節から股関節にかけての前面部の痛み．

①膝を立てた仰臥位とする．

②その状態から前頚部・腹直筋を意識しながら，臍を見るイメージで上体を持ち上げる．

③術者は拮抗するか，ゆっくり体幹の屈曲が可能な力加減で抵抗を加える．　　　　（図4）

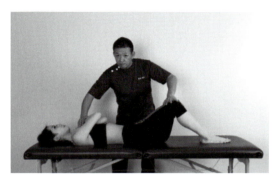

4-①

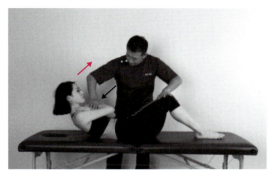

4-②　シットアップ（腹筋運動）．抵抗する力加減に注意して行う．

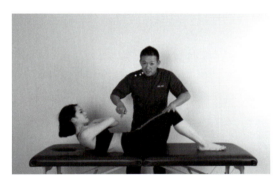

4-③　腹直筋を示す．

シットアップ：膝を曲げて行う"腹筋運動"である．

5 背部

主訴：大腿部前面の痛み，下腿前面の痛み，腹筋の痛み，頚部前面の痛み，目の下の頬（四白穴周囲）の痛み，足関節前面の痛み．

足陽明経筋は一部，背部に入る．この背部の筋肉を動かすことで体前面の症状改善の補助に使う事もできる．

①伏臥位とする．
②背部中央 Th12 付近（膈兪～脾兪，胃兪穴あたり）に意識をして，上体を背屈させる．（図5）

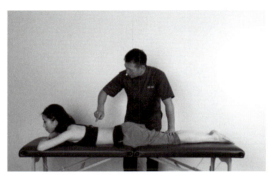

5-① Th12 付近を示す．

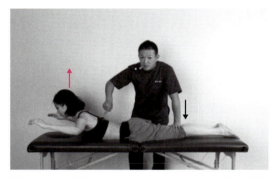

5-② 足太陽経筋のトリートメントで同様の体操を行うこともある．

6 前頚部

主訴：季肋部から下の身体，および下肢前面の痛み，足部前面の痛み．

①仰臥位とする．
②前頚部の筋肉を意識して，頭を持ち上げる．
③術者は拮抗するか，ゆっくり頚部の屈曲が可能な力加減で抵抗を加える．（図6）

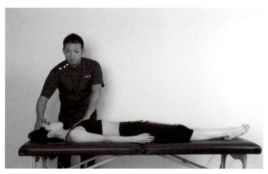

6-①

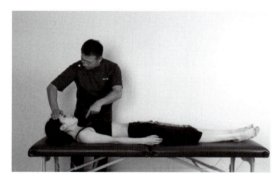

6-② 胸鎖乳突筋を示す．

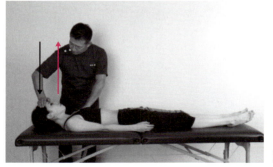

6-③ 頭が少し浮く程度で行う．

Method 3 トレーニング 1〜4

1 大腿部
主訴：足関節前面の痛み，下腿前面の痛み，腹筋の痛み，頸部前面の痛み，目の下の頬（四白穴周囲）の痛み．

この経筋体操は鼻づまりにも効果的である．
①足にウェイトをつけ座位とする．
②その状態から，大腿四頭筋を意識して膝を伸展させる．　　　　　　　　　　　（図1）

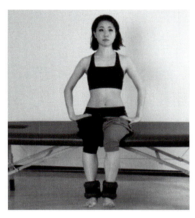

1-①

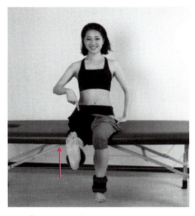

1-② レッグエクステンション．反動をつけず，ゆっくり行う．

2 腹 部
主訴：足関節〜股関節にかけての前面部の痛み．
①仰臥位とする．

②膝を軽度屈曲し，臍を見るように上体を起こしていく．腹直筋・前頸部の筋の収縮を意識して行う．　　　　　　　　　　　（図2）

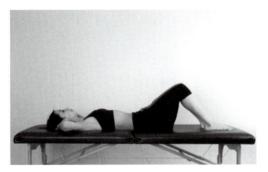

2-①

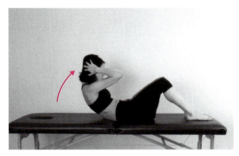

2-② シットアップ．反動をつけずに，行う．

レッグエクステンション：大腿四頭筋を使って膝を伸ばす．可能であれば脚が床と水平になるまで膝を伸ばす．

3 前頸部

主訴：季肋部から下の身体，および下肢の前面の痛み，足部前面の痛み．

①仰臥位とする．
②前頸部の筋肉を意識しながら頭を持ち上げる．　　　　　　　　　　　　　（図3）

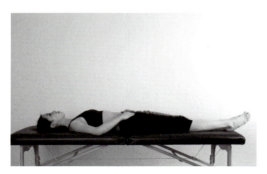

3-①

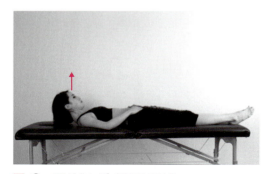

3-②　頭が少し浮く程度で行う．

4 口，目部

主訴：大腿部前面の痛み，下腿前面の痛み，腹筋の痛み，頸部前面の痛み，足関節前面の痛み．
　顔面部の筋肉を上手に刺激することで，体前面の症状の軽減が期待できる．

①座位とする．咬筋を意識して，歯を噛み合わせるように力を入れる．
②眼瞼を意識する．
③目をしっかり瞑るように力を入れる．（図4）

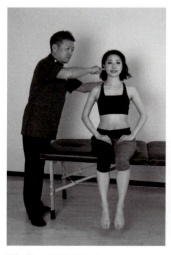

4-①　咬筋を示す．

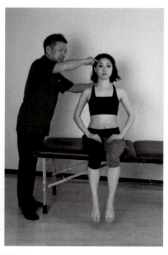

4-②　眼瞼を示す．

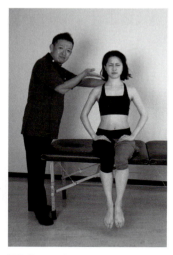

4-③　目をしっかり瞑る．

Method 3 ストレッチ 1〜6

1 足関節部
①足の甲を地面につけるイメージで，脛の前面を伸ばすように意識する． （図1）

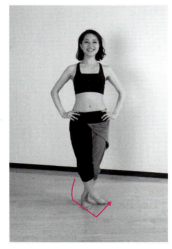

1

2 大腿部
①大腿の前面を伸ばすように意識する．

②膝を後ろに突き出すように意識してストレッチする． （図2）

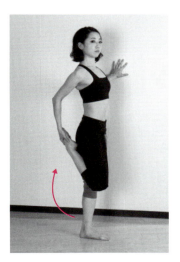

2-①

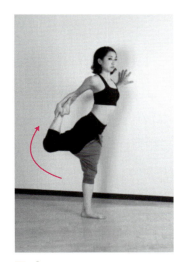

2-②

3 左半身部

①左足を前に出す.
②左半身の大腿部から頚部まで，足陽明経筋を意識して伸ばす．　　　　　（図3）

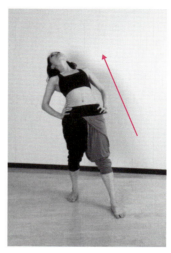

図3

4 大腿前面部

①仰臥位とする．そこから股関節中間位のまま膝を屈曲する．

②屈曲することで，大腿四頭筋を伸ばす．
　　　　　　　　　　　　　　　（図4）

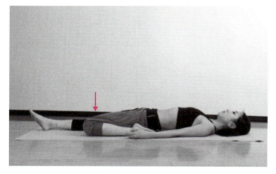

図4-①

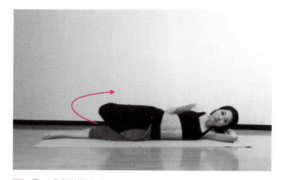

図4-②　側臥位からみる．

5 腹　部

①伏臥位から上体を反らす.
②さらに頚を背屈させることで，腹直筋・腸腰筋・前頚部の筋を伸ばす．　　（図5）

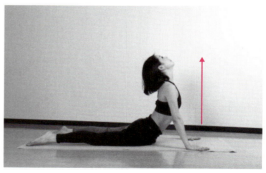

図5

6 足陽明経筋

このストレッチは写真6-①〜③に向かって強度が強くなる.

①腰に手を当て上体を反らす.この時に大腿筋膜張筋も伸ばすように意識をする.
②さらに首も反るように,前頸部を伸ばす.
③この姿勢になると,足陽明経筋全体をより伸ばすことができ,いっそう予防に効果的となる. (図6)

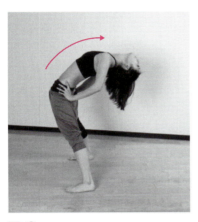

6-①

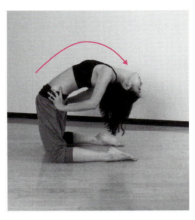

6-②

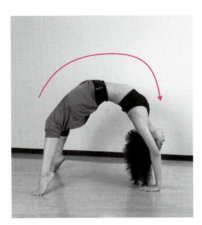

6-③

同部位に働きかける経筋体操をまとめると**表2-3**のとおりである.

表2-3 Method 3 足陽明経筋・同部位表

トリートメント	トレーニング	ストレッチ
1		1
2	1	2 4 6
3		6
4	2	3 5 6
5		
6	3	

Method 3　症　例

1. 胸部打撲

(1) 30代女性　OL

主　訴：打撲による胸部の痛み

現病歴：来院の前日，自転車の運転中に転倒する．そのさい，ハンドルに右胸部がぶつかり，打撲した．自発痛があり，特に吸気時に痛みが強く出現する．圧痛もある．

治　療：打撲の部位から手太陰（肺）経筋，足陽明（胃）経筋の症状を疑う．少商穴，厲兌穴をそれぞれ圧迫しながら呼吸をしてもらったところ，右厲兌穴の圧迫において吸気時の痛みが軽減した．そのため，足陽明（胃）経筋の病症と判断し，足陽明（胃）経筋 Method 3 トリートメント①右足関節背屈による経筋体操を行った．

治療後，吸気時の右胸部の痛みがほぼ消失し，圧痛も半減した．打撲による違和感，若干の吸気時の痛みが残存していたため，自宅では同経筋のトレーニング①大腿四頭筋の体操をするよう指導した．

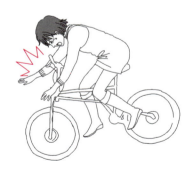

(2) 30代男性　ロシア人格闘家

主　訴：打撲による胸脇部の痛み

現病歴：空手の試合前，組手稽古中，相手の蹴りが腹部に入り，左肋骨弓部を打撲した．打撲部に圧痛，背すじを伸ばすと打撲部に疼痛，吸気時にも疼痛がある．

治　療：骨折所見はなく，打撲部位から足陽明（胃）経筋，足少陽（胆）経筋の病症を疑う．足竅陰穴，厲兌穴をそれぞれ圧迫しながら背すじを伸ばしてもらったところ，左厲兌穴圧迫にて疼痛がやや軽減した．そのため，足陽明（胃）経筋の病症と判断し，左足関節背屈による足陽明（胃）経筋 Method 3 のトリートメント①を行った．背すじを伸ばした時の疼痛，吸気時の疼痛は軽減したが，まだ痛みが残るのでトリートメント②膝関節伸展による経筋体操を行った．

治療後，圧痛は残存するものの，背すじを伸ばした時の疼痛，吸気時の疼痛がかなり軽減され，空手の試合を行うことができた．

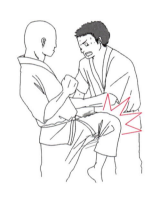

2. 胃の痛み

30代男性　会社員

主　訴：胃の不快感と痛み

現病歴：来院当日，仕事が忙しく食事が不規則になり，腹部の硬さと胃の痛みを自覚した．

治　療：腹直筋が硬いことと，胃部の痛みにより足陽明（胃）経筋の病症を疑った．患者自身に腹部の硬さ，胃部の痛みを確認してもらいながら厲兌穴，内庭穴を圧迫したところ，腹部の硬さ，痛みが和らいだ．そのため，足陽明（胃）経筋 Method 3 トリートメント①足関節背屈による経筋体操を行った．体操中より胃の痛みが軽減するのを患者自身が自覚し，治療後は腹部の硬さがなくなり，胃の痛みも消失した．

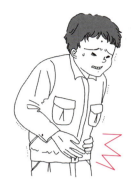

た．膝・股関節90°の座位より，膝を伸展させるMethod 3トリートメント2大腿前部の経筋体操を行った．体操中から鼻が通るのを自覚し，治療後，ほぼ症状は改善した．まだ症状が残存するので足陽明（胃）経筋Method 3ストレッチ4大腿前面部を行ったところ，鼻づまりの自覚症状は完全に消失した．患者はその後も通院しているが，鼻づまりは出ていない．

3. 鼻づまり

30代女性　公務員

主　訴：鼻づまり

現病歴：アトピー性皮膚炎で通院中であるが，鍼灸治療終了後に鼻づまりを訴えたので，急拠経筋体操による治療を行うこととした．

治　療：鼻は足陽明胃経の経絡が通っているため，症状から足陽明（胃）経筋の異常と判断し

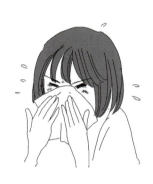

Method 4　足太陰経筋

1. 経筋の流れ

　　足太陰経筋は，足太陰脾経脈が養う筋肉である．足太陰経筋は足の第1趾の内側端，母趾外転筋から内果を通り，腓腹筋，ヒラメ筋の一部を含み膝関節内側，大腿部内側の縫工筋，大腿直筋内側，内側広筋を通り，陰部に入る．そこから骨盤底筋，錐体筋，腹直筋の一部を含み，腹部正中の臍まで上がる．その後，内腹斜筋，外腹斜筋，内肋間筋，外肋間筋を含み，胸中に分散する．また，内部に入ったものは脊柱に付着する．
　　　　　　　　　　　　　　　　　　　　　　　　　　　　　　　　　　（図2-16，17）

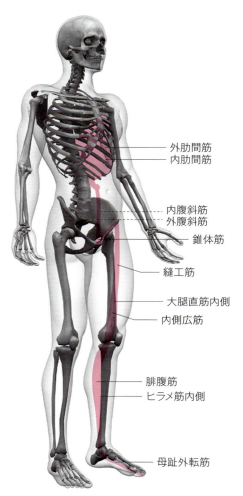

図2-16　足太陰経筋図

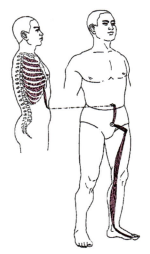

図2-17　足太陰経筋図（古典）

2. 病　　症

　　足太陰経筋に発生する病症は，足の第1趾の引きつり・痛み，足関節内側の痛み，下腿内側の引きつり・痛み，大腿内側の引きつり・痛み，陰部の引きつり・痛みなどがあり，加えて臍から両脇，さらに大胸筋の内側や背中までの痛みを含むと考えられる．

3. トリートメント・トレーニング・ストレッチ

　　足太陰経筋は主に下肢の内側部をつかさどる．よって下肢内側の症状にはこの方法が効果的である．足部内側，下腿部内側の筋肉の痛み，大腿部内側から前面の筋肉の痛みなどに用いる．トレーニングは足太陰経筋の症状があるときの自宅での指導や，セルフケアをするときに行う．ストレッチは，足太陰経筋の走行範囲である足〜下腿部内側，大腿部内側から前面の症状の予防に効果的である．

　　用いる井穴：隠白穴（**図 2-18**）＝足の第1趾内側爪甲根部

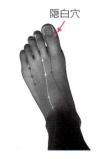

図 2-18　足太陰脾経
　　　　　井穴：隠白穴

Method 4　トリートメント　1~3

1 足指部
主訴：下腿内側の痛み，大腿内側から前面の痛み，ED，尿漏れ，頻尿．
①母趾外転筋を意識して足の第1趾を外転させる．
②術者は拮抗するか，ゆっくり外転が可能な力加減で抵抗を加える．　　　　　　　（図1）

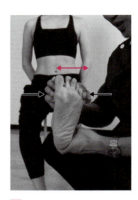

1

2 足関節部
主訴：足指内側の痛み，大腿内側から前面の痛み，ED，尿漏れ，頻尿．
①後脛骨筋を意識して足関節を内反させる．
②術者は拮抗するか，ゆっくり内反が可能な力加減で抵抗を加える．　　　　　　　（図2）

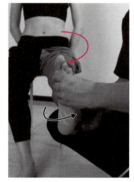

2　内反・外反を抵抗できていれば足関節を大きく動かさなくてもよい．

3 大腿内側部
主訴：足の第1趾の痛み，足関節内側の痛み，下腿内側の痛み，大腿内側から前面の痛み．
①左右に足を開いて座った状態から，大腿内側・内転筋を意識し，膝どうしをくっつけるように脚を閉じる．
②術者は拮抗するか，ゆっくり股関節内転が可能な力加減で抵抗を加える．　　　（図3）

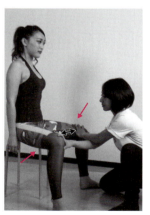

3　腰部を屈曲させ，やや体幹を丸めるように行う．

Method 4　トレーニング　1

1　大腿部
主訴：足部内側の痛み，下腿部内側の痛み，腰部（脊柱）の筋肉の痛み．
①座位で，両膝の間に適度な硬さのクッションなどを挟む．
②膝どうしをくっつけるように力を入れる．大内転筋・長内転筋に力が入るように意識して行う．　　　　　　　　　　　　（図1）

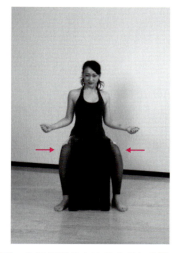

1　やや体幹を丸めるように行う．

Method 4　ストレッチ　1

1　胸郭部
①深呼吸をするように，肋骨，胸郭を広げる．

②さらに肋間をストレッチする．
　　　　　　　　　　　　　　　　　　（図1）

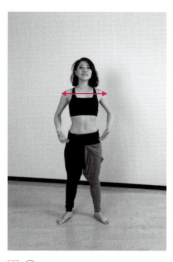

1-①

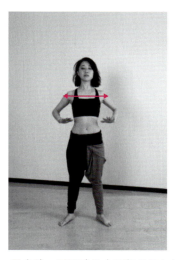

1-②　足少陰，足厥陰の大腿部のストレッチ Method 5 3，Method 6 2 3 も併せて行う．

　同部位に働きかける経筋体操をまとめると**表2-4**のとおりである．

表2-4　Method 4　足太陰経筋・同部位表

トリートメント	トレーニング	ストレッチ
1		
2		
3	1	

Method 5　足少陰経筋

1. 経筋の流れ

　　足少陰経筋は，足少陰腎経脈が養う筋肉である．足少陰経筋は，足の第5趾の下方から始まり，足底腱膜，足底筋から後脛骨筋，長趾屈筋の一部を含み内果に向かう．内果から陰部，骨盤底筋群までは足太陰経筋とほぼ同じ筋肉を含み上行する．この経筋の特徴は，十二経筋中唯一足底に入っているところと，脊柱に沿って走る腰部から頚部までの筋肉，脊柱起立筋の一部，前縦靱帯，横突間靱帯，上肋横突靱帯等の靱帯の一部を含んでいることである．

（図2-19, 20）

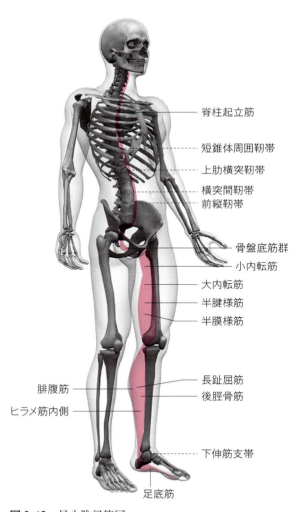

図2-19　足少陰経筋図

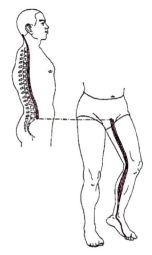

図2-20　足少陰経筋図（古典）

足底部の痛み，ひきつり時に行うトリートメントは，足少陰経筋を用いるとよい．また，足太陽経筋のトリートメントで効果が少ない腰痛，頚痛にも足少陰経筋のトリートメントで効果が出ることも多い．

2. 病　　症

足少陰経筋に発生する病症には，足底の引きつり・痛み，下腿内側の引きつり，膝関節後内側の痛み，変形性膝関節症，大腿内側の痛み，腰痛，後頚部痛，EDなどがある．骨盤底筋の機能低下からくる尿漏れなども含むと考えられる．

3. トリートメント・トレーニング・ストレッチ

足少陰経筋は主に足底から下肢後内側面，腰部から頚部までをつかさどる．よって足底部，下腿部後面，大腿部後内側，脊柱部際の筋肉の痛み，ED，尿漏れ，頻尿などの症状にはこの方法が効果的である．

トレーニングは足少陰経筋の症状があるときの自宅での指導や，セルフケアをするときに行う．足少陰経筋のストレッチは足少陰経筋の走行範囲である足底，下腿部後面から大腿部後内側，腰部から頚部にかけての脊柱部際の症状の予防に効果的である．

用いる井穴：内至陰穴（**図2-21**）＝足の第5趾内側爪甲根部

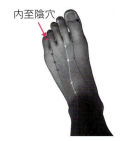

図2-21　足少陰腎経
　　　　井穴：内至陰穴

Method 5　トリートメント　1〜4

1　大腿部-1：座位

主訴：足底の痛み，下腿部後面の痛み，腰部から頚部にかけての脊柱部際の痛み．ED，尿漏れ，頻尿．

① 座位で背すじを伸ばす．
② 大内転筋・長内転筋を意識し肛門を締めながら膝どうしをくっつけるように力を入れる．
③ 術者は拮抗するか，ゆっくり股関節内転が可能な力加減で抵抗を加える． （図1）

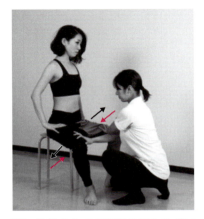

1　骨盤を立てて背部を屈曲せずに行う．

2　大腿部-2：仰臥位

主訴：1と同じ．

① 仰臥位で膝をやや屈曲し，膝を開く．
② その状態から，大内転筋・小内転筋を意識し，肛門を締めながら膝どうしをくっつけるように膝を閉じていく．
③ 術者は拮抗するか，ゆっくり内転が可能な力加減で抵抗を加える． （図2）

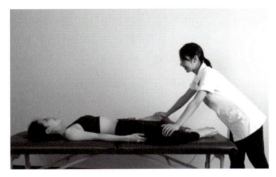

2-①　開脚が困難な場合，股関節をやや閉じた状態から行う．

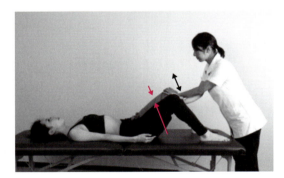

2-②③

3 腰 部

主訴：足底の痛み，下腿部後面の痛み，大腿部後内側の痛み，頸部脊柱際の痛み．ED，尿漏れ，頻尿．

①座位で，上体を前屈させる．
②その状態から，脊柱起立筋・多裂筋，特に仙骨部に力を入れるように意識し，上体を起こしていく．
③術者は拮抗するか，ゆっくり体幹の伸展が可能な力加減で抵抗を加える．頸部（天柱穴）が痛む場合は，腰部（次髎穴）を意識させる．（図3）

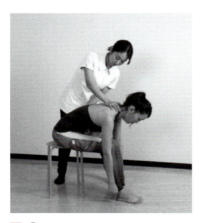

3-①

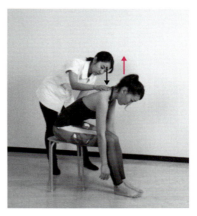

3-②③　頸部は固定して行う．

4 頸 部

主訴：足底の痛み，下腿部後面の痛み，大腿部後内側の痛み，腰部の痛み．ED，尿漏れ，頻尿．

①背すじを伸ばし，腰に過剰に力が入らないように注意しながら，頸部をやや前屈した状態から背屈させていく．
②術者は拮抗するか，ゆっくり頸部伸展が可能な力加減で抵抗を加える．腰部（次髎穴）が痛む場合は，頸部（天柱穴）を意識させる．（図4）

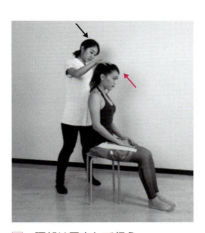

4　腰部は固定して行う．

Method 5　トレーニング　1〜3

1 足関節部

主訴：下腿部後面の痛み，大腿部後内側の痛み，腰部から頚部にかけての脊柱部際の痛み．ED，尿漏れ，頻尿．

小さい段差などを利用して行う．
①踵を少し段差から出し，足関節をやや背屈させる．
②その状態から背伸びをする要領で，足関節を底屈させる．腓腹筋・ヒラメ筋・後脛骨筋を意識して行う．　　　　　　　　　（図1）

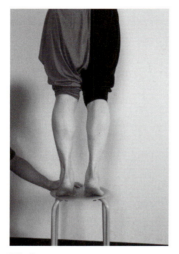

1-①

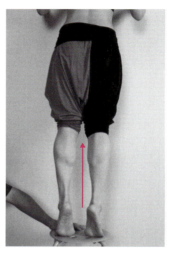

1-②

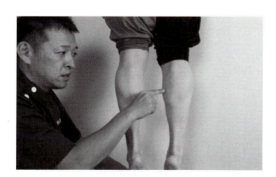

1-③　腓腹筋を示す．

2 大腿部

主訴：足底の痛み，下腿部後面の痛み，腰部から頚部にかけての脊柱部際の痛み．ED，尿漏れ，頻尿．

①座位で，足を左右に開いて背すじを伸ばす．
②大内転筋・長内転筋を意識し，肛門を締めながら膝どうしをくっつけるように力を入れる．　　　　　　　　　　　　　　　（図2）

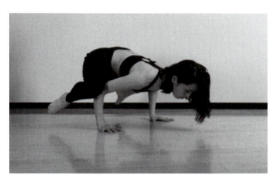

2　骨盤を立てて，背部を屈曲せずに行う．

3 足少陰経筋

主訴：足関節後内側の痛み，下腿部後面の痛み，腰部から頚部にかけての脊柱部際の痛み．ED，尿漏れ，頻尿．

このポーズは足少陰経筋である脚の内転筋をよく使う．大内転筋・長内転筋を意識して行う．　　　　　　　　　　　　　　　（図3）

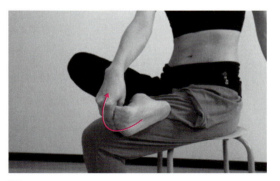

3　やや難易度の高いトレーニングなので，無理はしない．

Method 5　ストレッチ　1〜6

1 足底部

足指を背屈させ，足底筋群を意識して伸ばすようにする．　　　　　　　　　　　（図1）

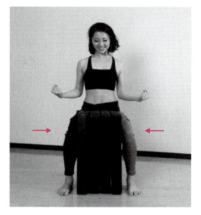

1

2 足関節部

足関節を外反させ，足部内側を伸ばすようにする． （図2）

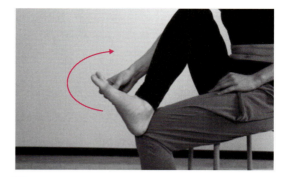

2

3 大腿部

座位で，半膜様筋腱・半腱様筋腱・大内転筋・長内転筋が伸びているのを意識しながら開脚する． （図3）

足太陰経筋，足厥陰経筋にもこのストレッチが有効である．

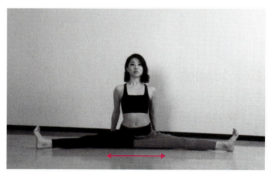

3 骨盤をなるべく立て，反動をつけずに行う．

4 回旋筋部

立位で，上半身を回旋させる．この動作で脊柱部際の筋肉を伸ばす． （図4）

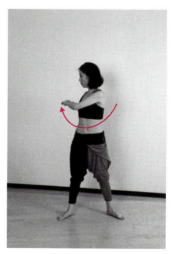

4

5 大腿から背面部-1

立位で，上半身を前屈する．半腱様筋・半膜様筋を意識して伸ばす．　　　　（図5）

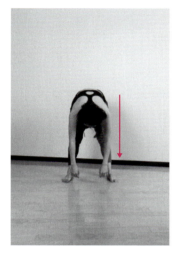

5

6 大腿から背面部-2

長座位で，上半身を前屈する．大腿部後面，腰部の脊柱起立筋を伸ばす．　　　（図6）

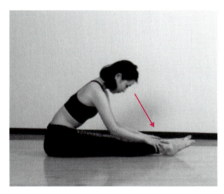

6　後頸部から殿部までをゆっくり伸ばす．

同部位に働きかける経筋体操をまとめると**表2-5**のとおりである．

表2-5　Method 5　足少陰経筋・同部位表

トリートメント	トレーニング	ストレッチ
1	2 3	3
2	2 3	3
3		6 7
4		

Method 5　症　例

腰の痛み

60代男性　教師

主　訴：腰部の引きつり，だるさ

現病歴：数年前より腰部全体の引きつり，重だるさを訴える．横になっても腰部のだるさが取れない．

治　療：60代男性の慢性腰痛から，足少陰（腎）経筋の病症を疑う．両内至陰穴を圧迫し，腰部の動作を観察したところ，患者自身が「幾分，楽である」という．そのため，座位にて膝・股関節 90°屈曲位から股関節を内転させ

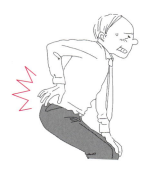

る．足少陰（腎）経筋の Method 5 トリートメント①を3回行った．直後から，腰部のだるさが軽減し，引きつり感もほぼ消失したため，自宅でも同様の経筋体操トレーニング②を指導した．

Method 6 足厥陰経筋

1. 経筋の流れ

　　足厥陰経筋は，足厥陰肝経脈が養う筋肉である．足厥陰経筋は足の第1趾の上から始まる．長母趾伸筋を含み内果の前を通る．前脛骨筋腱，ヒラメ筋を含みながら膝関節内側を上り，内側側副靱帯，薄筋，長内転筋，短内転筋を含み，陰部の恥骨筋，骨盤底筋群まで到達し，その後，各経筋と連絡する． 　　　　　　　　（図2-22, 23）

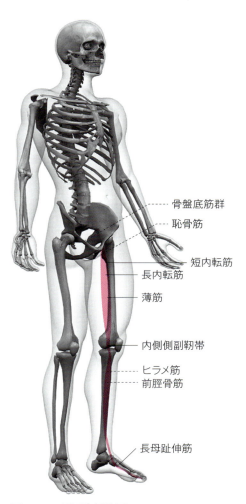

図2-22　足厥陰経筋図

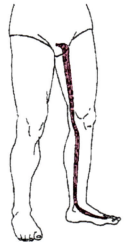

図2-23　足厥陰経筋図（古典）

2. 病　　症

　　足厥陰経筋に発生する病症は，足の第1趾のひきつり・痛み，足関節内側の痛み，膝関節内側の痛み，変形性膝関節症，大腿内側のひきつり・痛み，EDなどがある．
　　これを治療するには水蔵である腎の治療を行った後，本系の治療を行う．これは「肝腎同源」であることを意味していると考える．

3. トリートメント・トレーニング・ストレッチ

　　足厥陰経筋は主に下肢前内側をつかさどる．よって足部前内側面，大腿内側部の痛みなどの疾患，ED，尿漏れ，頻尿にはこの方法が効果的である．トレーニングは足竅陰経筋の症状がある時の自宅での指導や，セルフケアをする時に行う．足厥陰経筋のストレッチは足厥陰経筋の走行範囲である下肢前内側の症状の予防に効果的である．

用いる井穴：大敦穴（図2-24）＝足の第1趾外側爪甲根部

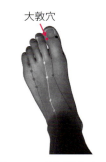

図2-24　足厥陰肝経
　　　　井穴：大敦穴

　　足の三陰経筋下腿部，大腿部に関しては，三者似通った部位を走行し，トリートメントは前述の足太陰経筋，足少陰経筋に順ずる．
　　足の三陰経筋は性器で結ぶ，集まるとあるが，性器は骨格筋ではない．性器に結ぶとは骨盤底筋を含む骨格筋であると筆者は考える．足の三陰経筋，とくに足少陰経筋，足厥陰経筋の疾患は骨盤底筋の筋力低下によって起こる，ED，尿漏れ，頻尿に代表される（図2-25）．

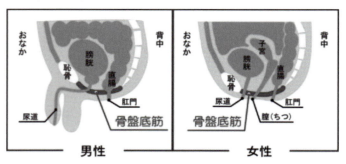

図2-25　骨盤底筋に働きかけるには、肛門を閉じるように力を入れた状態で足厥陰経筋 Method 6 のトリートメント①，トレーニング①を行うとよい．

Ⅱ．施術の手順と治療の実際／Method 6　足厥陰経筋

Method 6　トリートメント　1

1 大腿部

主訴：足関節前内側面の痛み．ED，尿漏れ，頻尿，肛門部の痛み．

①座位で，足を左右に開き背すじを伸ばす．
②大内転筋・長内転筋を意識し肛門を締めながら膝どうしをくっつけるように力を入れる．
③術者は拮抗するか，ゆっくり股関節内転が可能な力加減で抵抗を加える．　　　（図1）

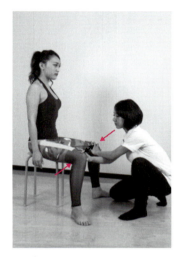

1-①

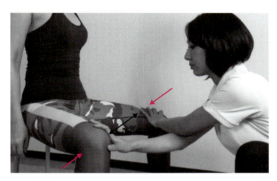

1-②③　足太陰経筋の大腿部のトリートメント3と同様に行う．

Method 6　トレーニング　1

1 大腿部

主訴：足関節前内側面の痛み．ED，尿漏れ，頻尿，肛門部の痛み．

①座位で，足を左右に開き両膝の間にクッションなどを挟む．
②膝どうしをくっつけるように肛門を締めながら力を入れる．大内転筋・長内転筋に力が入るように意識して行う．　　　（図1）

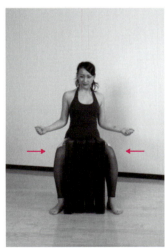

1　足少陰経筋の大腿部のトレーニングと同様に行います．

Method 6　ストレッチ　1〜3

1 足指部
足の第1趾を屈曲させ，長母趾伸筋を意識して伸ばす．　　　　　　　　　　（図1）

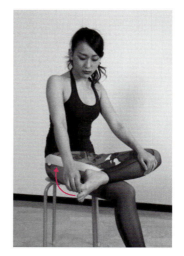

1

2 大腿部-1
座位で両膝を離すように広げ，大腿内側を意識して伸ばす．　　　　　　　　（図2）

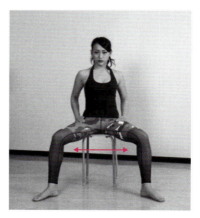

2

3 大腿部-2
Method 5 のストレッチ3を行う．

同部位に働きかける経筋体操をまとめると**表2-6**のとおりである

表2-6　Method 6　足厥陰経筋・同部位表

トリートメント	トレーニング	ストレッチ
1	1	2 3

Method 7　手太陽経筋

1. 経筋の流れ

　　手太陽経筋は，手太陽小腸経脈が養う筋肉である．手太陽経筋は，手の第5指から始まり，小指外転筋，小指伸筋，尺側手根伸筋を含み，肘関節内側上顆へと走行する．その後，上腕三頭筋を含み，三角筋後部，大円筋，小円筋，棘下筋，肩関節後面を含んだ後，僧帽筋中部，肩甲挙筋から側頸部へ入る．乳様突起から分岐した走行は，咬筋，眼輪筋に到達する．

（図2-26，27）

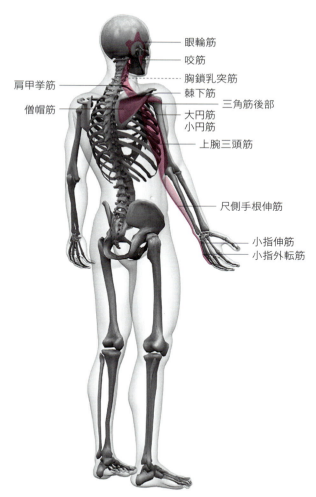

図2-26　手太陽経筋図

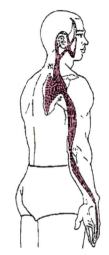

図2-27　手太陽経筋図（古典）

2. 病　　　症

　　手太陽経筋に発生する病症は，手の小指，小指球のひきつり・痛み，三角線維軟骨複合体損傷（TFCC 損傷），前腕尺側，肘関節の痛み，上腕後面から三角筋後部を含む肩関節のひきつり・痛み，棘下筋・小円筋・大円筋を含む肩のひきつり・痛み，頸部後面のひきつり・痛みなどがある．

3. トリートメント・トレーニング・ストレッチ

　　手太陽経筋は主に上肢内側から肩部後面，頸部後側面から側頭部をつかさどる．手関節尺側，肘関節尺側の痛み，肩部後面，頸部側面から後面の痛みにはこの方法が効果的である．トレーニングは足厥陰経筋の症状がある時の自宅での指導や，セルフケアをする時に行う．手太陽経筋のストレッチは手太陽経筋の走行範囲である上肢尺側，肩関節後面，頸部後側面，顎部の症状の予防に効果的である．

　　用いる井穴：少沢穴（**図 2-28**）＝手の第 5 指尺側爪甲根部

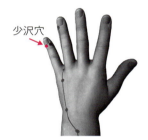

図 2-28　手太陽小腸経
　　　　　井穴：少沢穴

Method 7 トリートメント 1〜5

1 手指部-1

主訴：肘関節尺側痛，肩部後面の痛み．

①小指尺側を意識して，第5中手指節関節を外転させる．
②術者は関節に負担のかからない力で抵抗を加える． （図1）

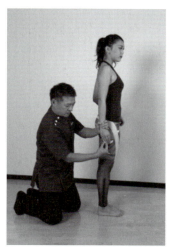

1-①

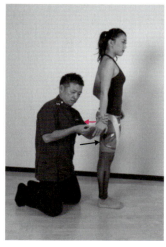

1-② 肘関節を伸展した状態で行う．

2 手指部-2

主訴：1 と同じ
小指のみ外転するのが困難な場合

①5指すべてを閉じた状態から，5指すべてを開く．
②術者は関節に負担のかからない力で手指を閉じる． （図2）

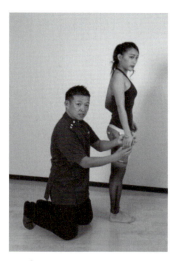

2-①

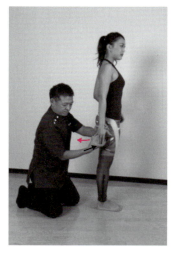

2-②

3 上腕部

主訴：手関節尺側痛，側頚部痛．

①手首には力を入れず，肘関節を後方に引く．

②上腕三頭筋を意識して肘関節を伸展させる．

③術者は拮抗するか，ゆっくり伸展が可能な力加減で抵抗を加える．　（図3）

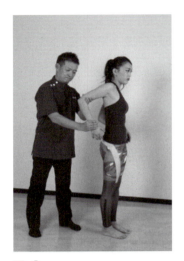

3-①

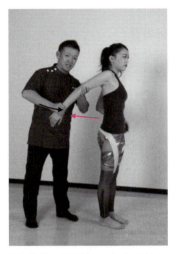

3-②③　肩関節の角度は特に注意しなくてもよい．

4 肩関節部

主訴：頚部後面の凝り，痛み，手関節尺側の痛み．

①三角筋後部線維，大円筋を意識させて，肩関節の水平伸展を行う．その際，なるべく肩甲骨を動かさないようにする．

②術者は拮抗するか，ゆっくり肩関節が水平伸展可能な力加減で抵抗を加える．

（図4）

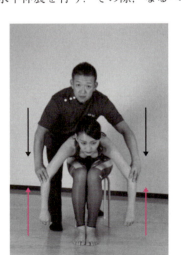

4-①

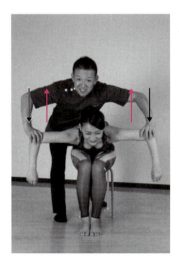

4-②　ベント・オーバー・ローイングの要領で，腰をかがめて肘を後ろに引き上げる．

5 頚　部

主訴：肩関節後部（大円筋，小円筋，三角筋後部）の凝り，痛み．

①肩甲挙筋，僧帽筋の一部を意識して頚部を側屈させる．その際，体幹が傾かないようにする．

②術者は拮抗するか，ゆっくり側屈が可能な力加減で抵抗を加える．　　　　　　（図5）

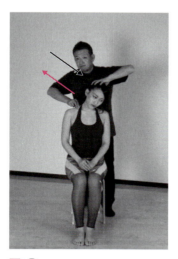

5-①

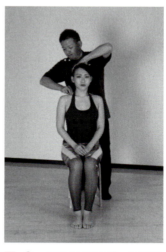

5-②　反動をつけず，体幹を固定して行う．

Method 7　トレーニング　1〜5

1 手指部

主訴：肩関節後面の痛み．

①手指を閉じる．

②その状態から外転させ，手指を開く．反対の手で抵抗を加え，主に小指を開くことに意識をして行う．　　　　　　　　　　　（図1）

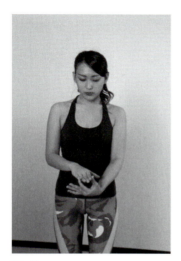

1-①

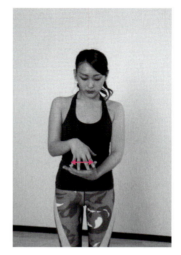

1-②

2 前腕部

主訴：肩関節後面の痛み．

①腕を下垂し，ウェイトを持つ．

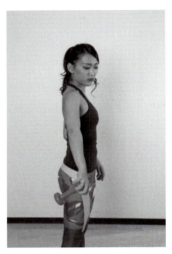

2-①

②尺側手根屈筋の収縮を意識して手関節の尺屈運動を行う．　　　　　　　　（図2）

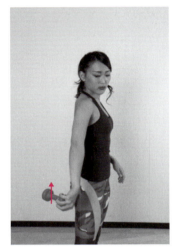

2-②　第5指を上に向けるように行う．

3 上腕部

主訴：手関節尺側の痛み．

①上体を前傾させ，ウェイトを持ち，肩関節0°肘関節90°とする．

②その状態から上腕三頭筋を意識して，肘を伸展させる．　　　　　　　　　（図3）

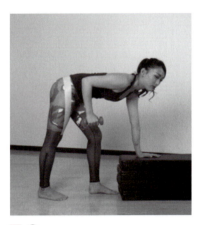

3-①

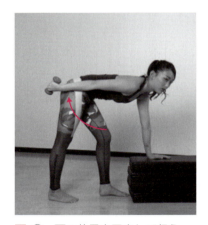

3-②　肩の位置を固定して行う．

ベント・オーバー・ローイング：ウェイトを両手で持ち，骨盤を前傾させ，背中を伸ばし胸を張る．膝を少し曲げお尻を突き出し，脇を締めて肘を引きながら肩甲骨を引き寄せるイメージで下腹部付近までウェイトを持ち上げる．

4　肩関節部

主訴：頚部後面の凝り，痛み，手関節尺側の痛み．

①座位で上体を前傾し，ウェイトを持ち腕を下垂する．

②その状態から，棘下筋を意識して，肘を曲げながら肩関節を水平伸展させていく．その際，なるべく肩甲骨を動かさないようにする．（図4）

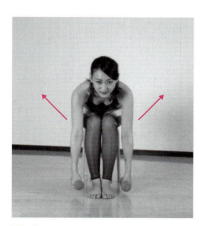

4-①

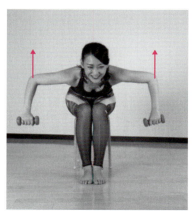

4-②　ベント・オーバー・ローイングの要領で，肘を後ろに引き上げる．

5　肩背部

主訴：慢性的な手太陽経筋上の凝り，重だるさ．

①腕を下垂し，ウェイトを持つ．

②僧帽筋上部肩甲挙筋を意識して，肩をすくめるように肩峰が耳に近づく感じで肩を上に挙げる．（図5）

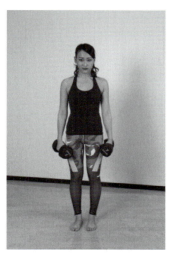

5-①

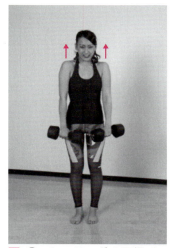

5-②　シュラッグの要領で，肩を耳に近づけるように行う．

シュラッグ：勢いや反動をつけたり，腕の力を使ったりせず，肩の力で持ち上げることを意識する．戻すときは脱力せず，ゆっくり戻す．

Method 7　ストレッチ　1〜5

1　前腕部
①肘を伸展させ，前腕を回内する．
②手関節を背屈させ，小指伸筋や尺側手根伸筋を意識して伸ばす．　　　　　　　（図1）

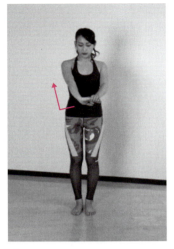

1

2　上腕部
肘を曲げ肩関節を屈曲させ，反対の手で肘を押さえ，上腕三頭筋・棘下筋を意識して伸ばす．　　　　　　　　　　　　　　　（図2）

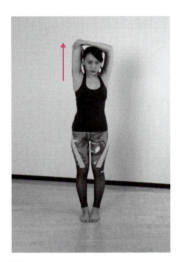

2

3 肩甲間部

①丸太を抱えるように手を重ね，手関節を掌屈させ肘を伸ばす．

②やや背中を丸めるようにして尺側手根伸筋・上腕三頭筋・棘下筋を意識して伸ばす．
（図3）

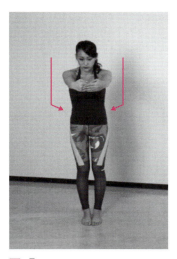

3-①

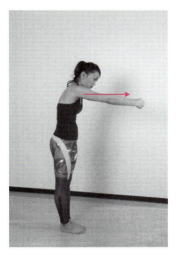

3-②

4 頚 部-1

①頚部を側屈する．

②対側の手で適度な負荷をかけながら，側頚部の筋・胸鎖乳突筋を意識して伸ばす．（図4）

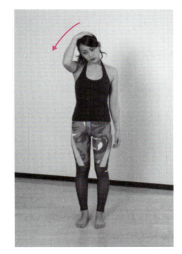

4

5 頸　部-2

①顔を，伸ばす側の反対側に向ける．
②側屈し，胸鎖乳突筋をメインに伸ばす．（図5）

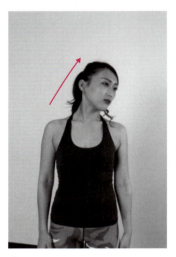

5

同部位に働きかける経筋体操をまとめると**表 2-7** のとおりである．

表 2-7　Method 7　手太陽経筋・同部位表

トリートメント	トレーニング	ストレッチ
1	1　2	1
2		
3	3	
4	4	2
5		4　5

Method 7　症　　例

手関節の痛み

30 代男性　パフォーマー

主　訴：手関節捻挫

現病歴：大道芸を職業とする芸人であり，高所でのパフォーマンスを頻繁に行っている．受傷当日，約 2 メートルの高さより転落．右手掌を地面に打ち付け，手関節を捻挫した．

治　療：受傷数日後に来院．右手関節尺側部，手太陽（小腸）経筋上の動作痛，圧痛が最も強い．手太陽（小腸）経筋の病症を疑い，少沢穴を圧迫しながら受傷部を動かしてもらう．動作時痛が軽減したため，手太陽（小腸）経筋の病症と判断する．右手関節が正しく整復されていることを確認し，Method 7 トリートメント4 の経筋体操を行った．

三角筋後部，大円筋，小円筋の収縮を意識し，肘関節 90° 肩関節 90° で，手関節に負担をかけず，リアレイズの要領で行う．片側のみで行うと左右のバランスが取りにくいため，両側同時に行った．手関節の痛みの軽減がみられたため，回数を増やし，自宅でも同様の体操，トレーニング4 を行うよう指導した．

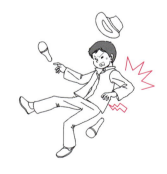

リアレイズ：上半身は水平に近い前傾姿勢．肘関節を動かさずに両手のウェイトを背中側に持ち上げる．

Method 8　　　　手少陽経筋

1. 経筋の流れ

　　手少陽経筋は，手少陽三焦経脈が養う筋肉である．手少陽経筋は手の第4指から始まり，手関節後面を通り，総指伸筋，長・短橈側手根伸筋を含み，肘関節後外側面に入る．その後，上腕三頭筋，三角筋中部と上行して，肩関節に入る．さらに僧帽筋上部，斜角筋，胸鎖乳突筋に入り舌根部につながる．側頚部から分岐する走行は咬筋に繋がり，耳の前を通り額角，側頭筋に到達する．　　　　　（図2-29, 30）

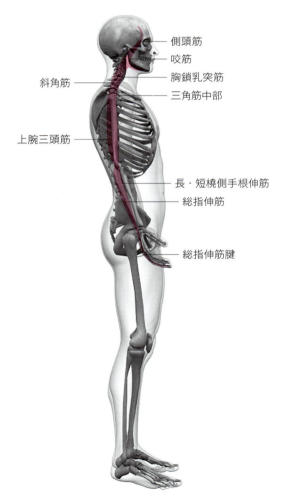

図2-29　足厥陰経筋図

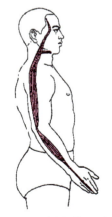

図2-30　足厥陰経筋図（古典）

2. 病　　　症

　　手少陽経筋に発生する病症は，第4指から手関節背側のひきつり・痛み，上腕骨外側上顆炎，前腕伸筋のひきつり・痛み，上腕外側・肩関節のひきつり・痛み，側頸部，側頭部のひきつり・痛み，などである．

3. トリートメント・トレーニング・ストレッチ

　　手少陽経筋の経筋体操は主に手関節背面，前腕後面，肘関節後面，肩から頸にかけての凝り，痛みなどに効果的である．トレーニングは手少陽経筋の症状があるときの自宅での指導や，セルフケアをするときに行う．慢性の手関節，肘関節の不調，肩凝りなどにはストレッチを行う．手関節から肩関節までの外側の筋肉，肩から頸部，頭部側面の筋肉を意識して行う．

　　用いる井穴：関衝穴（**図2-31**）＝手の第4指尺側爪甲根部

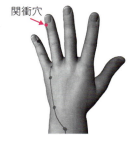

図 2-31　手少陽胆経
　　　　　井穴：関衝穴

Method 8 トリートメント 1〜4

1 手関節部

主訴：肩関節周囲炎，五十肩など，三角筋中部線維を中心とした痛み．

①肘を伸ばす．術者は手部を把持する．

②その状態で，総指伸筋・長橈側手根伸筋・短橈側手根伸筋を意識して，手関節を背屈させる．

③術者は拮抗するか，ゆっくり背屈が可能な力加減で抵抗を加える． （図1）

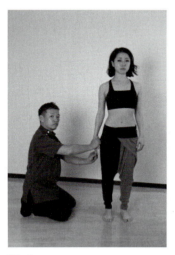

1-①

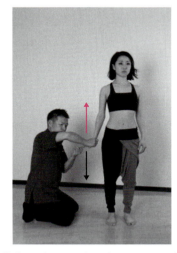

1-②③　手の甲を上に向けるように行う．

2 肘関節部

主訴：手関節背側の痛み．

①肘関節を屈曲し，前腕を回外する．術者は肘と手関節後面付近を支える．

②その状態から，手関節に力が入らないように注意しながら肘を伸展させる．

③術者は拮抗するか，ゆっくり伸展が可能な力加減で抵抗を加える． （図2）

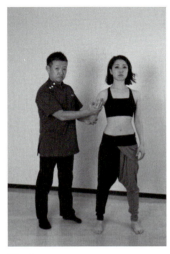

2-①

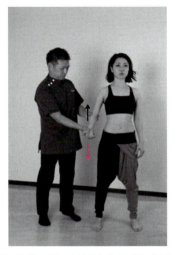

2-②③　肘の位置を変えずに行う．

3 肩　部

主訴：側頚部の痛み，斜角筋部の痛み，胸鎖乳突筋部の痛み，手関節背面部の痛み．

①肩関節をやや外転させる．
②その状態から，三角筋中部を意識して外転させていく．
③術者は拮抗するか，ゆっくり外転が可能な力加減で抵抗を加える．　　　　　　（図3）

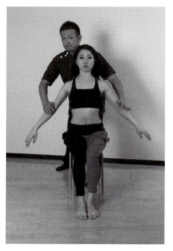

3-①

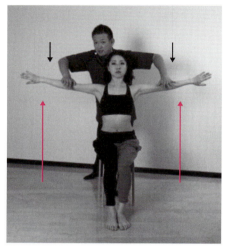

3-②③　肘関節は伸展させたまま，肩の力だけで首の高さまで挙上させる．

4 頚　部

主訴：手関節背面部の痛み，肘関節後面の痛み．

①頚部を側屈させる．
②その状態から，胸鎖乳突筋・前斜角筋・中斜角筋を意識して，頚をまっすぐに戻していく．
③術者は拮抗するか，ゆっくり側屈が可能な力加減で抵抗を加える．　　　　　　（図4）

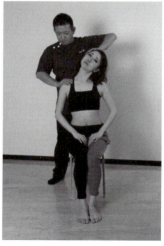

4-①

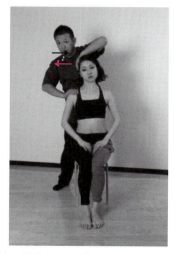

4-②③　反動をつけず，体幹を固定して行う．

Method 8　トレーニング　1〜3

1 前腕部

主訴：肩関節周囲炎，五十肩など，三角筋中部を中心とした痛み．

①肩関節を90°屈曲し，前腕は回内位とする．
②ウェイトを持って，手関節を掌屈する．
③その状態から，総指伸筋・橈側手根伸筋を意識して手関節を背屈させる．（図1）

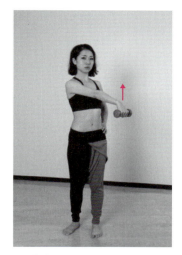

1-①②

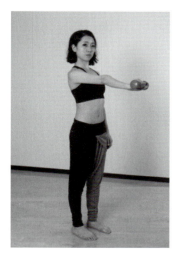

1-③　手の甲を上に向けるように，手関節のみを動かす．

2 肩関節部-1

主訴：側頸部の痛み，斜角筋部の痛み，胸鎖乳突筋部の痛み，手関節背面部の痛み．
①腕を下垂し，両手にウェイトを持つ．

②三角筋中部線維の収縮を意識しながら，肩関節を外転させる．
③肘と手関節に負担がかからないように注意しながら行う．（図2）

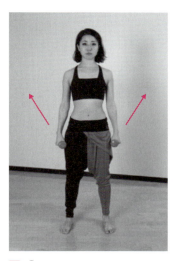

2-①

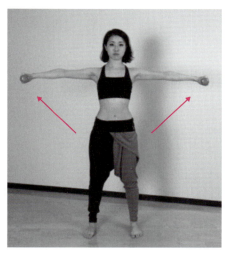

2-②③　サイドレイズの要領で，肘は伸展させたまま肩の力だけで首の高さまで挙上させる．

3 肩関節部-2

2 肩関節部-1のトレーニングを片手で行う場合

主訴：2と同様．

①片手にウェイトを持ち，腕を下垂する．
②2と同様，肘と手関節に負担がかからないように肩関節を外転させる． （図3）

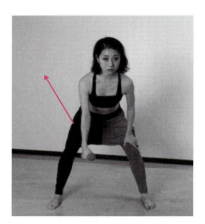

3-①

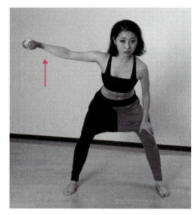

3-② 片手で行うサイドレイズの要領で，肘を伸展させたまま挙上する．

Method 8　ストレッチ　1〜5

1 手関節部

①肘を伸ばし，反対の手で手関節を掌屈させる．
②総指伸筋・長橈側手根伸筋・短橈側手根伸筋を意識的に伸ばす． （図1）

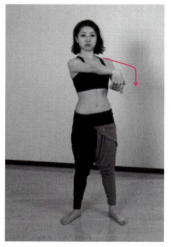

1

サイドレイズ：両手にウェイトを持ち，肩の筋肉を意識しながら，肩を支点としてゆっくり腕を横に挙げる．

2 **前腕部**

①肘を伸ばし，前腕を回外し，手関節を掌屈させる．

②主に総指伸筋を意識して伸ばす．　　　（図2）

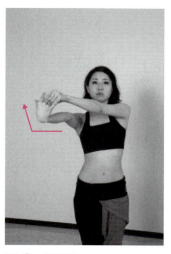

2-① 正面像

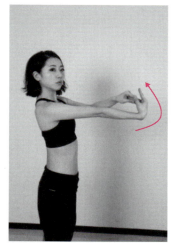

2-② 側面像

3 **前腕部，上腕部**

①肘を伸ばし，上肢を挙上して手関節を掌屈させる．

②総指伸筋・長橈側手根伸筋・短橈側手根伸筋・上腕三頭筋を意識して伸ばす．（図3）

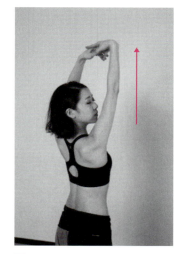

3

4 肩後面部
①上腕を水平屈曲させる.
②上腕三頭筋・三角筋中部を意識して伸ばす.
（図4）

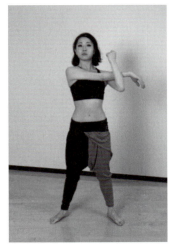

4

5 側頚部
①頚部を側屈させる.
②胸鎖乳突筋・前斜角筋・中斜角筋を意識して伸ばす.
（図5）

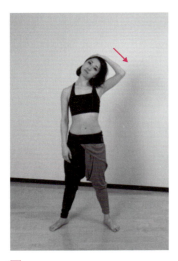

5

同部位に働きかける経筋体操をまとめると**表 2-8** のとおりである.

表 2-8　Method 8　手少陽経筋・同部位表

トリートメント	トレーニング	ストレッチ
1	1	1 2 3
2		3
3	2 3	4
4		5

Method 8 症　　例

頚部の痛み
20代女性　学生アルバイト

主　訴：頚から肩にかけての引きつり，痛み．

現病歴：事務仕事を始めて数年，多忙な時期になると右側の頚肩部に引きつりと痛みが発症する．

治　療：側頚部はいろいろな経筋が隣接しながら走行している．痛みの部位が広範囲にわたり，病態から経筋の特定がつかなかった．手太陽（小腸）経筋，手少陽（三焦）経筋，足少陽（胆）経筋の病症を疑い，各井穴，滎穴などを圧迫する．動作痛を確認したところ，手少陽三焦経の井穴である右関衝穴圧迫後，症状が最も

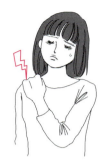

軽減されたため，右手関節背屈による，Method 8トリートメント[1]手少陽（三焦）経筋（右）の経筋体操を行った．

　体操後，引きつり，痛みの改善がみられたため，自宅でも同様の体操（トレーニング[1]）をするよう指導した．

Method 9　手陽明経筋

1. 経筋の流れ

　　　　手陽明経筋は手陽明大腸経脈が養う筋肉である．手陽明経筋は手の第2指から起こる．第1背側骨間筋から手関節橈側を上行し，長橈側手根伸筋，短橈側手根伸筋を含み，前腕橈側を上り，肘関節橈側に入る．上腕骨外側上顆，上腕二頭筋外側，上腕三頭筋外側を上行し，三角筋前部を含み肩鎖関節に至る．
　　　　肩鎖関節から分岐した走行は肩甲骨を上り，上位胸椎に至る．肩鎖関節から直行する走行は僧帽筋上部から広頚筋，頚部前側面に入り咬筋に至る．
　　　　咬筋から分岐した走行は大頬骨筋を含み，上行して頬骨部に到達する．咬筋から

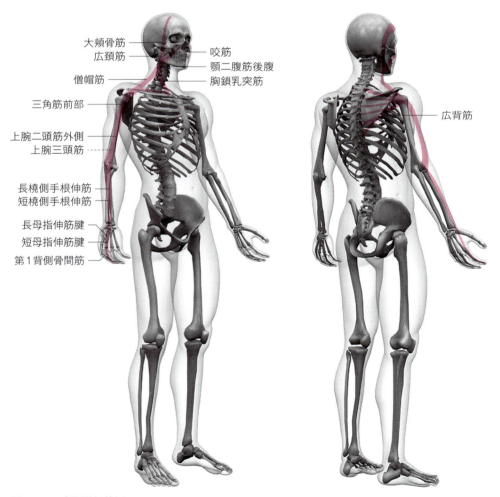

図2-32　手陽明経筋図

直行する走行は上行し，前頭部から対側の咬筋に到達する．Method 10 手太陰経筋と類似する走行であるが，肩周りにおいて手陽明経筋は手太陰経筋よりもやや後方を走行している．　　　　　　（図 2-32, 33）

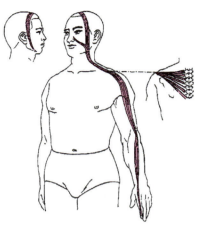

図 2-33　手陽明経筋図（古典）

2. 病　　症

　　手陽明経筋に発生する病症は，手の第 1 指から手関節橈側の引きつり・痛み，上腕骨外側上顆炎，上腕外側から肩にかけての痛み，特に肩関節前面の痛み，顎の引きつり・痛み，僧帽筋・広背筋を含む上背部の引きつり・痛み，肩甲間部の痛み，胸鎖乳突筋の痛み，などである．

3. トリートメント・トレーニング・ストレッチ

　　手陽明経筋の経筋体操は，主に手関節背面，肘関節後面，肩から頚にかけての凝り，痛みなどに有効である．トレーニングは手陽明経筋の症状があるときの自宅での指導や，セルフケアをするときに行う．ストレッチは，手陽明経筋の走行範囲である上肢外側，肩関節前面，頚部前外側面，顎部，背部の一部の慢性的な症状の軽減，予防に効果的である．

　　用いる井穴：商陽穴（図 2-34）＝手の第 2 指橈側爪甲根部

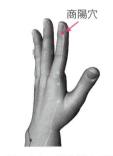

図 2-34　手陽明大腸経井穴：商陽穴

Method 9　トリートメント　1〜2

1　前腕部

主訴：肩前面部の痛み，頚部の痛み，顎関節の痛み．

①手関節を尺屈させる．
②その状態から，長橈側手根伸筋・短橈側手根伸筋を意識して橈屈させる．肘が曲がらないように注意する．
③術者は拮抗するか，ゆっくり橈屈が可能な力加減で抵抗を加える．　　　　　（図1）

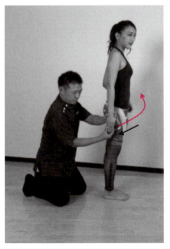

1　第1指を上に向けるように，手部だけを前方に動かす．

2　上腕部

主訴：頚部の痛み，顎の痛み．
①肘を伸ばし，上腕二頭筋を意識して肘を屈曲させる．
②肩関節が動かないように注意する．
③術者は拮抗するか，ゆっくり屈曲が可能な力加減で抵抗を加える．　　　　　（図2）

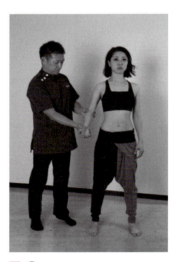

2-①

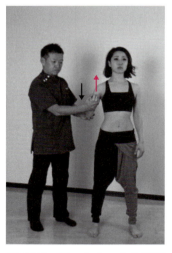

2-②③　アームカールの要領で，肘の位置を固定して行う．

アームカール：肘の位置を止めたまま肘を屈曲する．勢いをつけないように行う．

Method 9　トレーニング　1〜6

1　前腕部

主訴：顎関節の痛み，上腕部の痛み，肩関節前面部の痛み．

①ウェイトを持ち，手関節を尺屈させる．
②その状態から，長橈側手根伸筋・短橈側手根伸筋を意識して，橈屈させる．肘が曲がらないように注意する．　　　　　　　　　（図1）

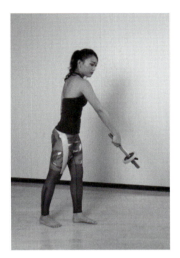

1-①

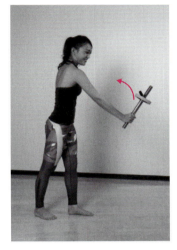

1-②　第1指を上に向けるように，手首だけを動かす．

2　上腕部-1

主訴：顎関節の痛み，上腕部の痛み，肩関節前面の痛み．

①上体をやや前傾し，肘を伸展させウェイトを持つ．
②上腕二頭筋を意識して，肘を屈曲させる．肩関節を動かさないように注意する．（図2）

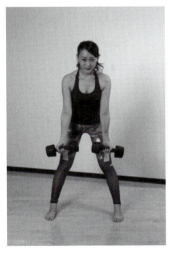

2-①

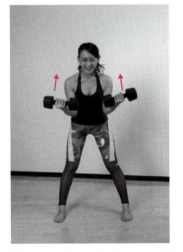

2-②　アームカールの要領で行う．腰の力を使わないように注意する．

③ 上腕部-2

主訴：②と同様．

不調の患側がよりはっきりしている場合，片側で行う．

①上体をやや前傾し，肘を伸展させウェイトを持つ．

②上腕二頭筋を意識して，肘を屈曲させる．肩関節を動かさないように注意する．（図③）

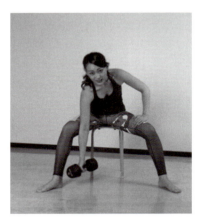

③-①

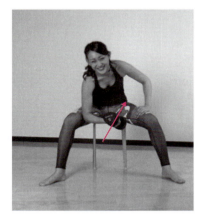

③-② 肘を大腿部にあて，肘の位置を固定して行う．

④ 背部，上腕部

主訴：頚の凝り，顎関節の痛み．

①ウェイトを持ち，上肢を下垂させる．

②その状態から，ワンハンド・ローイングの要領で，ウェイトを胸に近づける．肘をなるべく体側につけるように行う．（図④）

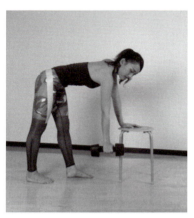

④-①

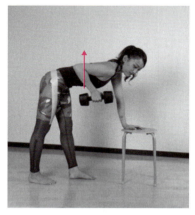

④-② ワンハンド・ローイングの要領で，反動をつけずに行う．

ワンハンド・ローイング：トレーニングベンチ，椅子の上に片手を置いて上体を前傾し，胸を張りながらもう一方の手に持ったウェイトを上に引き上げる．

5 背　部

主訴：肘関節の痛み．
①上体を前傾させ，ウェイトを持つ．
②肘を伸展させた状態で，僧帽筋を意識して肩甲骨どうしを寄せる．
③肩が開いたり，頸をすくめたりしないように注意する．　　　　　　　　　　（図5）

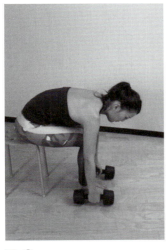

5-①

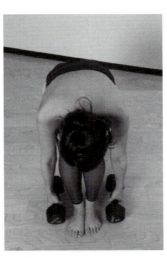

5-②

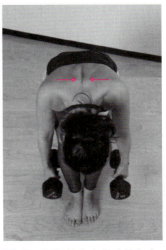

5-③　肩甲骨を大きく動かす．このとき，首をすくめないように注意する．

6 僧帽筋部

主訴：肘関節の痛み，肩凝り．
①ウェイトを持ち，腕を下垂する．
②その状態からシュラッグの要領で，僧帽筋，肩甲挙筋を意識して，肩をすくめるように上へ挙げる．　　　　　　　　　　（図6）

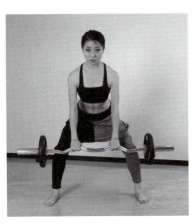

6-①

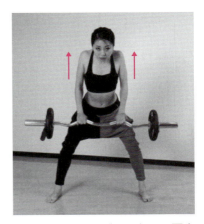

6-②　シュラッグの要領で，肩を耳に近づけるように行う．

Method 9　ストレッチ　1〜5

1 前腕部
①肘を伸ばし，上腕をやや回内する．
②前腕を中間位の状態から手関節を尺屈させる．
③長母指伸筋・短母指伸筋・長橈側手根伸筋・短橈側手根伸筋を意識して伸ばす．　（図1）

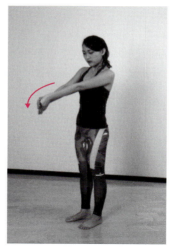

1

2 肩　部-1
①肘を90°に曲げ，肩を90°外転した状態で胸を張る．
②三角筋前部を意識して伸ばす．　（図2）

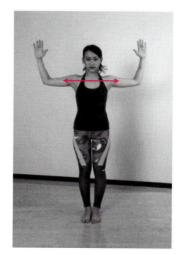

2

3 肩　部-2

①前腕を背中にまわし，胸を張る．
②このことで，三角筋前部を意識的に伸ばす．

(図3)

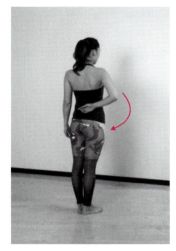

3

4 頚　部-1

①頚を側屈する．
②胸鎖乳突筋・僧帽筋上部を意識して伸ばす．

(図4)

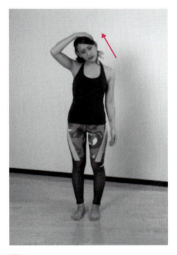

4

5 頸 部-2

4と同様,頸を後側屈し,胸鎖乳突筋・僧帽筋上部を意識して伸ばす.4より胸鎖乳突筋が伸びやすい.　　　　　　　　　　（図5）

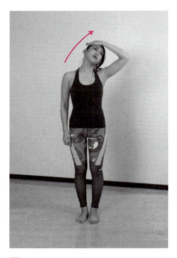

5

同部位に働きかける経筋体操をまとめると表2-9のとおりである.

表2-9 Method 9 手陽明経筋・同部位表

トリートメント	トレーニング	ストレッチ
1	1	1
2	2 3 4	

Method 9　症　例

肩関節の痛み

40代女性　OL

主　訴：五十肩

現病歴：数か月前より右肩の痛みがあり,痛みは軽減しているものの肩を挙げた際に肩前方に痛みが残る.肩周りの筋肉の拘縮のため,可動域も左に比べ制限がある.

治　療：肩関節は複数の経筋が隣接するように走行しており,診断のため,手少陽三焦経,手太陰肺経,手陽明大腸経の井穴（右）を圧迫しながら肩の可動域,痛みの増減をみた.手陽明大腸経の井穴（商陽穴）への圧迫直後が痛みの軽減が最も大きかったため,右手関節橈屈によ

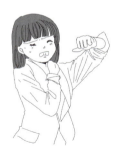

る手陽明（大腸）経筋のMethod 9 トリートメント1を3回行った.

直後より痛みが半減し,可動域が改善された.日常生活では,肩関節に負担をかけないように,また自宅では,Method 9 トレーニング1を行うよう指導した.

Method 10　　　　手太陰経筋

1. 経筋の流れ

　　手太陰経筋は手太陰肺経脈が養う筋肉である．手太陰経筋は手の第1指から始まる．指に沿って上行し，短母指屈筋，短母指外転筋，橈側手根屈筋を含み，前腕前橈側を上がって腕橈骨筋を含み肘関節に至る．さらに上腕二頭筋を含み上行して腋窩に入った後，大胸筋，小胸筋，三角筋前部，鎖骨下筋，肋間筋，横隔膜を含み，小鎖骨上窩を通り，広頚筋，前斜角筋，中斜角筋に到達する．
　　Method 9の手陽明経筋と類似した走行であるが，肩周りにおいて手太陰経筋は，手陽明経筋よりもやや前方を走行している．　　　　　　　　　　　　　　（図2-35，36）

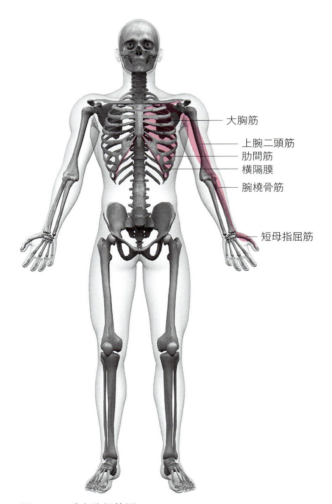

図2-35　手太陰経筋図

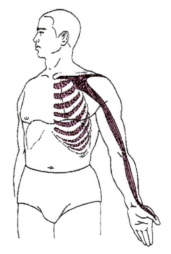

図2-36　手太陰経筋図（古典）

2. 病　　　症

　　手太陰経筋に発生する病症は，手の母指から母指球の引きつり・痛み，母指の腱鞘炎，ドゥ・ケルバン病，手関節橈側から前腕前橈側の引きつり・痛み，上腕骨外側上顆炎，上腕前面の引きつり・痛み，上腕二頭筋長頭腱炎，大胸筋・三角筋前部を含む肩関節前面の痛み，頚部前外側の引きつり・痛み，などである．

3. トリートメント・トレーニング・ストレッチ

　　手太陰経筋の経筋体操は，手関節橈掌側面の痛み，上肢橈掌側面の痛み，肩前面の痛みに有効である．トレーニングは手太陰経筋の症状があるときの自宅での指導や，セルフケアをする時に行う．ストレッチを行う事で，手太陰経筋の走行範囲である母指〜肘関節外側，上腕外側，肩関節前面，前胸部の一部の症状の予防に効果的である．

　　用いる井穴：少商穴（図 2-37）＝手の第１指橈側爪甲根部

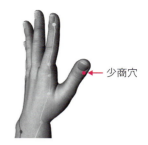

図 2-37　手太陰肺経
　　　　　井穴：少商穴

Method 10　トリートメント　1〜2

1　胸　部-1：仰臥位

主訴：手関節橈掌側の痛み．
　　肩関節の症状があれば行わない．
①仰向けになり，肘を伸ばして腕を広げる．
②その状態から，三角筋前部・大胸筋を意識して体の前方向に腕を閉じていく．
③術者は拮抗するか，ゆっくり水平内転が可能な力加減で抵抗を加える．　　　　（図1）

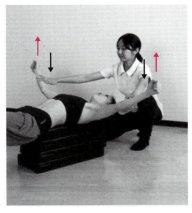

1　バタフライの要領で，なるべく肘関節を屈曲せずに行う．

2　胸　部-2：座位

主訴：手関節橈掌側の痛み，肘外側の痛み．
①上腕を外転外旋させ，肘を90°屈曲させる．
②その状態から，肘を合わせるように腕を閉じていく．
③術者は拮抗するか，ゆっくり水平内転が可能な力加減で抵抗を加える．　　　　（図2）

> この方法が，一番肘の外側に負担のかからないMethod 10手太陰経筋のトリートメントである．

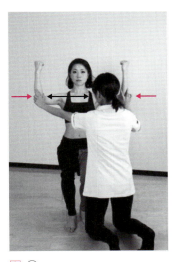

2-①

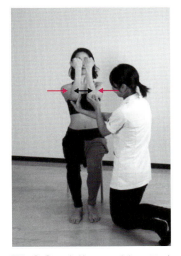

2-②③　座位でのバタフライである．この方法が，一番肘の外側に負担のかからない手太陰経筋のトリートメントである．

バタフライ：肘の角度を固定したまま両肘を近づけるように大胸筋を収縮させる．

Method 10　トレーニング　1〜4

1 指関節部

主訴：手関節橈掌側の痛み，肘外側の痛み，前胸部の痛み．

① 母指と示指で輪を作るように指頭どうしをくっつける．

② 母指球を意識して力を入れる．　　（図1）

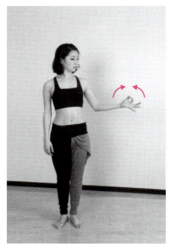

1

2 上腕部

主訴：肩関節前面の痛み．

① ウェイトを持ち，肘を伸展させる．

② その状態から，手首に力を入れないように，上腕二頭筋・腕橈骨筋を意識して肘を屈曲する．

③ さらに，橈側手根屈筋を意識しながら手関節を掌屈させる．　　（図2）

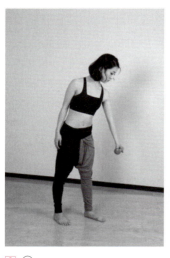

2-①

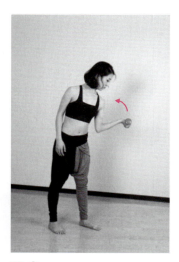

2-②

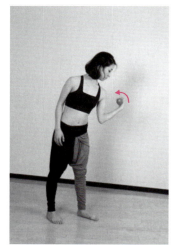

2-③　アームカールの要領で行う．

3 大胸筋部-1

主訴：肘関節外側の痛み.

①仰臥位でウェイトを持ち，肘を90°屈曲する．

②その状態からダンベルプレスの要領で，上に向かって腕を伸ばしていく．主に大胸筋・三角筋前部を意識して腕を伸ばしていく．

（図3）

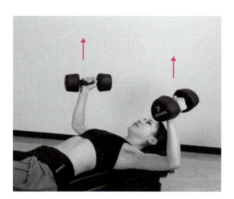

3-①

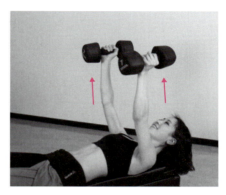

3-② ダンベルプレスの要領で行う．

4 大胸筋部-2

主訴：肘関節外側の痛み.

①仰向けになり，ウェイトを持って腕を広げる．

②その状態から，三角筋前部・大胸筋を意識して，体の前方向に，肘を伸展したまま腕を閉じていく．

（図4）

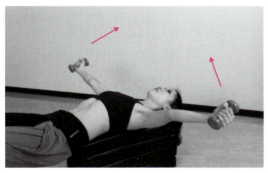

4-①

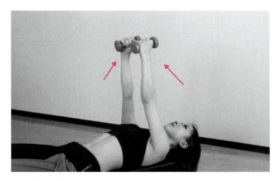

4-② ダンベルフライの要領で行う．

ダンベルプレス：ウェイトを握って仰向けになり，身体の正面で腕を伸ばす．肩関節は90°屈曲位．肩関節水平外転方向へ肘を曲げウェイトを体の側面に降ろす．上腕と床が水平になるまで（肘関節90°）降ろしたら，大胸筋を収縮させ肘を伸ばしながら肩関節水平内転方向へウェイトを上に戻す．

ダンベルフライ（＝ダンベルバタフライ）：ウェイトを握って仰向けになり，身体の正面で腕を伸ばし，肘を少し曲げる．肘の角度を固定したまま水平外転をするように腕を開き，元の位置に戻る．

Method 10　ストレッチ　1〜4

1 指関節部
①手を伸ばし，手関節を背屈させる．
②短母指屈筋・短母指外転筋を意識しながら母指を背屈させる．　　　　　　　（図1）

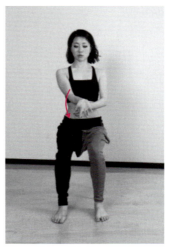

1

2 前腕部
①手を伸ばし，前腕を回外させる．
②その状態から，手関節を背屈させ，橈骨手根屈筋を意識して伸ばす．　　　　（図2）

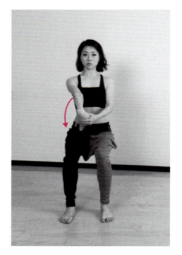

2

3 胸部，上腕部

①手関節を背屈させ肘を伸展し，肩をやや外転させる．
②その状態から胸を張り，橈側手根屈筋・腕橈骨筋・上腕二頭筋・大胸筋・三角筋前部を意識して伸ばす．　　　　　　（図3）

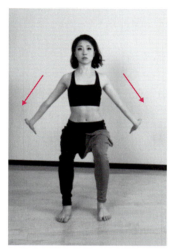

3

4 大胸筋部

①肘，肩を90°にする．
②大胸筋・三角筋前部を意識して，胸を張るように伸ばす．　　　　　　　　　　（図4）

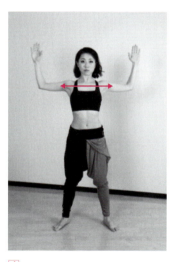

4

同部位に働きかける経筋体操をまとめると**表 2-10** のとおりである．

表 2-10　Method 10　手太陰経筋・同部位表

トリートメント	トレーニング	ストレッチ
1	3 4	4
2	3 4	4

Method 10 症　例

肘関節の痛み

40代男性　会社員

主　訴：肘関節の痛み（上腕骨外側上顆炎）

現病歴：1週間前，力仕事をしていて肘を強く伸ばした時に，右肘関節の外側に痛みを発症．整形外科にて上腕骨外側上顆炎と診断され，痛み止めとシップを処方される．

治　療：この患者はもともと逆流性食道炎で当院に通院していたが，来院時に肘の痛みを同時に訴え，この治療も併行して行うこととした．痛みの部位が上腕骨外側上顆に特定されていることから，手太陰（肺）経筋，手陽明（大腸）経筋のどちらかの経筋病と判断．双方の井穴を

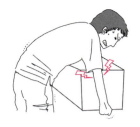

圧迫し，動作痛を確認したところ，右少商穴の圧迫後に疼痛軽減がわずかに見られたため，Method 10 手太陰（肺）経筋の経筋体操（大胸筋の収縮運動）トリートメント[2]を両側で行った．

肘関節に負担をかけることをせず，バタフライの要領で経筋体操を行った．著しい疼痛軽減がみられたため，自宅での同様の経筋体操，トレーニング[3]を指導した．

Method 11　手少陰経筋

1. 経筋の流れ

　　手少陰経筋は手少陰心経脈が養う筋肉である．手少陰経筋は手の第5指内側から始まる．そこから手掌部に向かい，短小指屈筋，小指外転筋を含み豆状骨に至る．そこから深指屈筋，尺側手根屈筋を含みながら上行し，上腕骨内側上顆を通り，上腕三頭筋を含む上腕内側を上行し腋窩に入り，大胸筋，肋間筋を通り，白線部に到達する．

（図2-38，39）

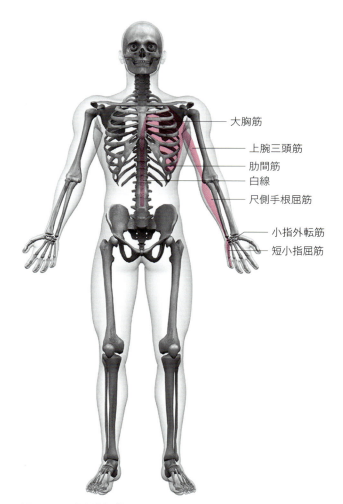

図2-38　手少陰経筋

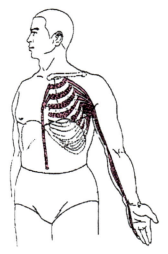

図2-39　手少陰経筋（古典）

2. 病　　症

　　手少陰経筋に発生する病症は，小指の引きつり・痛み，小指球の引きつり・痛み，手関節尺側から前腕尺側の引きつり・痛み，TFCC損傷，上腕骨内側上顆炎，上腕内側から腋にかけての引きつり・痛み，白線部の痛み・硬さ・引きつり，などである．

3. トリートメント・トレーニング・ストレッチ

　　手少陰経筋の経筋体操は手関節掌尺側面の痛み，上腕後内側面の痛み，腋窩から胸部の痛み，腹部正中，白線部の痛みに有効である．トレーニングは手少陰経筋の症状がある時の自宅での指導や，セルフケアをする時に行う．ストレッチは，手少陰経筋の走行範囲である，上肢尺側，胸郭部，白線部の症状の予防に効果的である．

　　用いる井穴：少衝穴（**図2-40**）＝手の第5指橈側爪甲根部

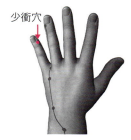

図2-40　手少陰心経
井穴：少衝穴

| Method 11 | トリートメント |

トリートメントは Method 7 手太陽経筋1〜3, Method 8 手太陰経筋1, 2に順じて行う.

| Method 11 | トレーニング | 1〜3 |

1 前腕部
主訴：上腕内側, 胸郭部, 白線部の痛み.

①腕を下げ前腕を回内する.
②ウェイトを持って, 尺側手根屈筋を意識しながら手関節を掌屈させていく.
（図1）

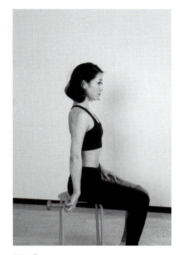

1-①

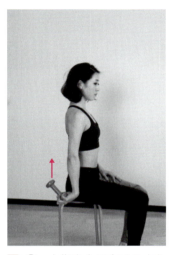

1-② 小指を上に向けるように, 手部を後ろに動かす.

2 上腕部
主訴：胸郭部, 白線部の痛み.
①上体を倒し, 肘を90°屈曲位にしてウェイトを持つ.

②手関節は中間位のまま, 肘を伸展させていく.
③上腕三頭筋・尺側手根屈筋を意識しながら行い, 手関節も尺屈させる. （図2）

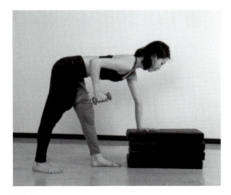

2-①

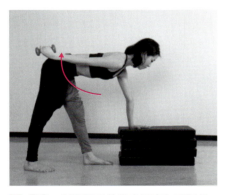

2-②③ 肘関節の位置を固定して行う.

3 腹　部

主訴：前腕尺側，上腕内側，胸郭部の痛み．
①仰臥位で，やや膝を曲げ，立てる．
②その状態から，腹筋運動の要領で臍を見るように上体を起こしていく．
③腹直筋（白線部）を意識して行う．　　（図3）

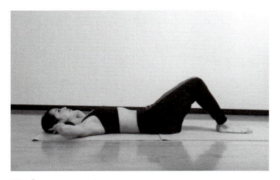

3-①

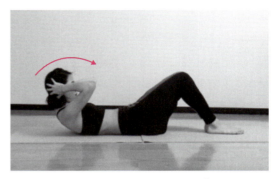

3-② 反動をつけず，シットアップの要領で行う．

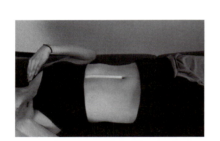

3-③

Method 11　ストレッチ　1～4

1 指関節部

①掌を上に向け，腕を伸ばす．
②手関節を背屈させた状態から，小指をさらに背屈させるように，短小指屈筋・小指外転筋を伸ばしていく．　　　　　　　（図1）

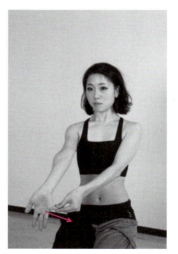

1

2 前腕部
①掌を上に向け，腕を前に伸ばし，手関節を背屈させる．
②前腕屈筋群，特に尺側を意識して伸ばす．
（図2）

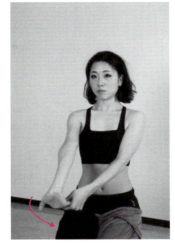

2

3 胸部，上腕部
①腕をやや外転させ，前腕を回外する．
②その状態から，胸を張り，上腕内側，前胸部を意識しながら伸ばしていく．（図3）

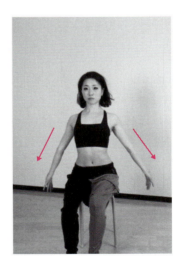

3

④ 腹　部
①伏臥位から腕を使い上体を反らしていく．
②腹筋の真ん中，白線を意識してイメージし，
　伸ばす．　　　　　　　　　　　　（図④）

同部位に働きかける経筋体操をまとめると
表 2-11 のとおりである．

表 2-11　Method 11　手少陰経筋　同部位表

トリートメント	トレーニング	ストレッチ
M. 7 手太陽経筋①		
M. 7 手太陽経筋②		
M. 7 手太陽経筋③	②	
M.10 手太陰経筋①		③
M.10 手太陰経筋②		③

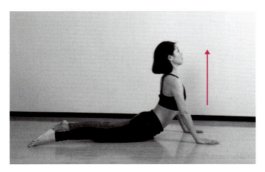

④

Method 11　症　例

白線部の痛み

40代女性　OL

主　訴：臍からみぞおち（心窩部）までの痛み．

現病歴：数か月前より原因不明の腹部不快感，臍からみぞおちまでの一本棒の入ったような詰まり感と痛みがある（正中芯）．食欲，便通は正常である．

治　療：消化器に愁訴なく，臍からみぞおちにかけて白線上に症状が出ていることから，手少陰（心）経筋の病症と考え経筋体操を行う．右

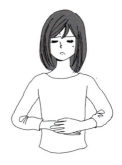

手関節の尺屈にて，Method 7 トリートメント①の経筋体操を行う．治療後，腹部の詰まり感，痛みが消失した．

正中芯：漢方腹診で，腹壁正中の皮下に鉛筆のような芯が触れることを称す．上腹部の正中芯は中焦の虚（脾虚）であり，下腹部の正中芯は下焦の虚（腎虚）であり，上下腹部の正中芯は全体的な体力低下と考えられている．

Method 12　手厥陰経筋

1. 経筋の流れ

　　手厥陰経筋は手厥陰心包経脈が養う筋肉である．手厥陰経筋は手の第3指から始まる．手掌部を上行し，手関節掌側から浅指屈筋腱，橈側手根屈筋，浅指屈筋，長掌筋を含み，肘関節内側を通り，上腕筋を含み上行して腋窩に入る．そこから烏口腕筋，前鋸筋を含み肋間筋，横隔膜に到達する．　　　　　　　　　（図2-41，42）

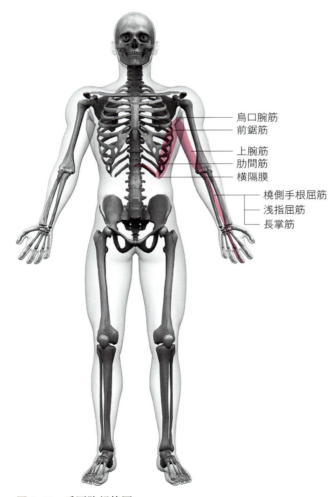

図2-41　手厥陰経筋図

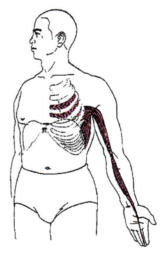

図2-42　手厥陰経筋図（古典）

2. 病　　　症

　　手厥陰経筋に発生する病症は，手の第3指掌側の引きつり・痛み，手関節掌側の引きつり・痛み，上腕前内側から腋にかけての引きつり・痛み，手根管症候群，中指の腱鞘炎，などがある．

3. トリートメント・トレーニング・ストレッチ

　　手厥陰経筋の経筋体操は，前腕掌側の痛み，上腕前内側面の痛み，腋窩から胸部の痛みに対して有効である．手厥陰経筋のトリートメント，トレーニングは必要に応じ，Method 10 手太陰経筋の方法に順じて行う．ストレッチは，手厥陰（心包）経筋の走行である手掌から前腕掌側，上腕前面，側胸部の症状の予防に効果的である．

　　用いる井穴：中衝穴（**図 2-43**）＝手の第3指橈側爪甲根部

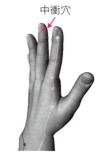

図 2-43　手厥陰心包経
井穴：中衝穴

Method 12　ストレッチ　1〜4

1　前腕部
①座位で，掌を上に向け腕を前に出す．
②反対側の手で手関節を背屈させ，前腕屈筋群，特に橈側手根屈筋や浅指屈筋，長掌筋を伸ばしていく．　　　　　　　　　　（図1）

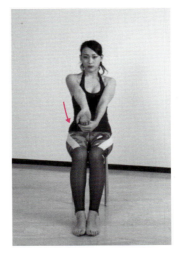

1

2　胸部，上腕部-1
①座位で，腕をやや外転させ前腕を回外させる．
②胸を張るように，前腕尺側，上腕内側を伸ばしていく．　　　　　　　　　　　　　（図2）

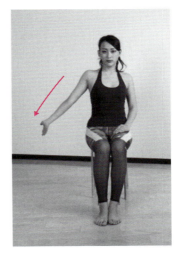

2

3 胸部, 上腕部-2

両側の腕で, 2 と同様に伸ばしていく.

(図 3)

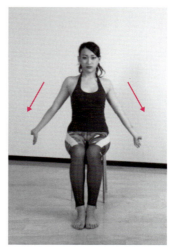

3

4 胸郭部

①立位で, 少し胸を張る.

②肋間筋・横隔膜を意識して, 深呼吸をする.

(図 4)

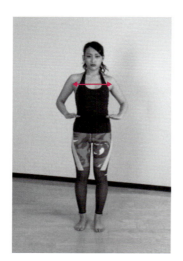

4-①

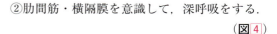

4-②

同部位に働きかける経筋体操をまとめると表 2-12 のとおりである.

表 2-12 Method 12 手厥陰経筋・同部位表

トリートメント	トレーニング	ストレッチ
M.10 手太陰経筋 1	M.10 手太陰経筋 3 4	4
M.7 手太陽経筋 2	M.10 手太陰経筋 3 4	4

文　献

1) 橋本多聞：DVD　15秒で効く！　経筋体操．医道の日本，2017．
2) 橋本多聞：外傷性の手関節痛に対する経筋体操の効果—手太陽小腸経筋の経筋体操が奏功した一例．全日本鍼灸学会雑誌，67（S1）：238，2017．
3) 小野卓弥：経筋体操の理論と検証—手関節背屈運動による頚部の可動域変化—．全日本鍼灸学会雑誌，67（S1）：251，2017．
4) 篠原昭二：誰でもできる経筋治療．医道の日本社，2005．
5) 南京中医薬大学，石田秀実・白杉悦雄・監訳：現代語訳　黄帝内経霊枢　上巻．1999，p281-305．
6) 李鼎：新編中国針灸学．上海科学技術出版社，1992，p45-83．
7) 橋本多聞：離れた部位に効果大！　つま先立ちで！　腰痛，背中や首の痛み，イボ痔が続々改善．壮快，12：126-127，2017．
8) 橋本多聞：肩こり，五十肩，頭痛がぐんぐん改善！「手の甲3点押し」で顎関節症も軽快．壮快，2：46-48，2018．

索 引

欧文

BFL　30
DBAL　30
DFAL　30
DFL　30
ED　77,86
FFL　30
IFL　30
LL　28
Method 1　39
Method 2　50
Method 3　59
Method 4　72
Method 5　76
Method 6　85
Method 7　89
Method 8　99
Method 9　108
Method 10　117
Method 11　125
Method 12　131
MMTの5　36,38
RM法　38
SBAL　30
SBL　28
SFAL　30
SFL　28
SPL　30
TFCC損傷　90,126

あ

アキレス腱痛　40
足竅陰穴　51,58
足厥陰肝経脈　85
足厥陰経筋　85
足少陰経筋　76
足少陰腎経脈　76
足少陽経筋　50
足少陽胆経脈　50
足太陰経筋　72
足太陰脾経脈　72
足太陽経筋　39
足太陽膀胱経脈　39
足の三陰経筋　11,35
足の三陽経筋　14,35
足陽明胃経脈　59
足陽明経筋　59
阿是穴　9
圧縮ブロック構造　25
圧＋動作誘発検査　21
アトピー性皮膚炎　71
アナトミー・トレイン　30
アナトミー・トレイン・ライン　28
アプリヘンジョンテスト　37
アームカール　110,111,120
アンクルウェイト　44

い

異常経筋　17,24
　――の検出　17
　――の最終判断　21
　――の治療　24
　――の特定　34
一源三岐　5
胃の痛み　70
胃の不快感　70
陰維脈　7
陰蹻脈　7
陰経　2
隠白穴　73
陰陽学説　26

う

内至陰穴　77,84

え

営気　22
衛気　22
円皮鍼　21

お

瘀血　23

か

害肩　9
恢刺　24
回旋筋腱板　40
害蜚　9
カイロプラクティック療法　28
角弓反張　16
火鍼　24
肩関節周囲炎　40,48
肩関節の痛み　116
カーフレイズ　49
関刺　24
寒邪　23

関衝穴　100, 107
肝腎同源　86
関枢　9
眼精疲労　40
関蟄　9

気　22
起　14
奇経　5
奇経八脈　5
奇穴　9
気血　22
ぎっくり腰　40
胸部打撲　70
禁忌　37
筋筋膜経線　28
筋筋膜療法　28

グローバル筋　26, 27

け

経筋　1, 10
　　──の接続　14
　　──の走行　15
　　──の病証　16, 17
経筋体操　33
　　──の効果　33
　　──の施術部位　35
　　──の選択　35
　　──の適応　34
　　──の流れ　34
　　──の留意点　37
経筋治療　21
経筋病　17, 33
経筋理論　28
経穴　2

榮穴　21
頚椎捻挫　40
頚部痛　48, 107
経絡　1, 22
下焦の虚　130
結　14
結聚　11
健康寿命　37
腱鞘炎（中指）　132
腱鞘炎（母指）　118

合　5
後頚部痛　40, 77
合谷刺　24
後頭部痛　40
肛門痛　40
肛門の痛み　49
五行穴　34
腰の痛み　84
五十肩　116
骨盤底筋　77, 86
五兪穴　34

さ

焠刺　24
サイドレイズ　103, 104
坐骨神経痛　40
三陰経　3
三陰三陽　3
三角線維軟骨複合体損傷　90
三陽経　3

痔　40
至陰穴　40
痔核　49
姿勢筋　26, 27

湿邪　23
シットアップ　63, 128
四白穴　61, 64
湿り　23
聚　14
十二経筋　10
　　──の走行・分布　14
十二経別　5
十二経脈　2
十二正経　2
十二皮部　9
十二絡脈　8
手関節捻挫　98
手関節の痛み　98
手根管症候群　132
出　5
シュラッグ　95, 113
上顎洞痛　60
少商穴　70, 118, 124
少衝穴　126
少沢穴　90, 98
衝脈　5
商陽穴　109, 116
上腕骨外側上顆炎　100, 109, 118, 124
上腕骨内側上顆炎　126
上腕二頭筋長頭腱炎　118
次髎穴　79
腎虚　130

水湿　23
水蔵　86
枢持　9
枢儒　9
ストレッチ　36

せ

正経　2

索　引

正経十四経　5
正穴　9
井穴　21, 34
正中芯　130
舌痛　40
前頭洞痛　60
前頭部痛　40

　そ

宗気　22
相動筋　26, 27
足関節内反捻挫　58
足関節捻挫　51, 60
足関節の痛み　58
足底　76
足底部の痛み　77
側頭部痛　60
孫絡　8

　た

体幹の三絡　8
大腿後面痛　40
大敦穴　86
帯脈　7
体力低下　130
打撲　70
痰飲　23
ダンベルサイドベント　54, 55
ダンベルバタフライ　121
ダンベルフライ　121
ダンベルプレス　121

　ち

中衝穴　132
中焦の虚　130
腸脛靭帯炎　51
張力ネットワーク　28
張力バランス　28

　つ

ツボ　2

　て

鍉鍼　21
手厥陰経筋　131
手厥陰心包経脈　131
手少陰経筋　125
手少陰心経脈　125
手少陽経筋　99
手少陽三焦経脈　99
手太陰経筋　117
手太陰肺経脈　117
手太陽経筋　89
手太陽小腸経　89
手の三陰経筋　10, 35
手の三陽経筋　11, 35
手陽明経筋　108
手陽明大腸経脈　108
転筋　41
テンセグリティ　27
テンセグリティモデル　27
天柱穴　42, 79
殿部痛　51

　と

統合的運動システム　1
十五絡脈　8
等尺性運動　36
ドゥ・ケルバン病　118
督脈　5
トリートメント　36
トレーニング　36

な

内庭穴　70

に

入　5
二足直立姿勢　14
尿漏れ　77
任脈　5

ね

寝違え　40
熱　23
熱邪　23

は

背部痛　40
白線　130
白線部　125
バタフライ　119, 124
鼻づまり　40, 60, 61, 65, 71
歯の痛み　60
燔鍼　24

ひ

冷え　23
脾虚　130
肘関節の痛み　124
ヒップヒンジ　45
皮内鍼　21
表裏相合の関係　3

　ふ

布　14
不栄　22
不栄即痛　33
伏兎穴　59
腹部不快感　130
浮刺　24

不通　22
不通即痛　33
フローズンショルダー　40
分刺　24

へ

別行の正経　5
変形性膝関節症　51, 60, 77, 86
ベント・オーバー・ローイング
　92, 94, 95

ほ

胞中　5
歩行　14

ま

マグレイン　21
マシン　44

む

むち打ち症　48

め

目の乾燥感　40
目の疲れ　51
目の痛み　51

も

問診　17
目上網　40

ゆ

兪穴　21

よ

陽維脈　7
陽蹻脈　7
陽経　2
腰痛　40, 51, 77
ヨットの構造　25

ら

絡穴　8
絡脈　7
ラバーチューブ　44
ランナーズニー　51

り

離　5
リアレイズ　98
六合経別　5
六経皮部　9

れ

厲兌穴　60, 70
レッグエクステンション　65
レッグカール　48, 49

ろ

ローカル筋　27
ローテーターカフ　40

わ

ワンハンド・ローイング　112

【編著者略歴】

橋　本　多　聞
（はし　もと　た　もん）

鍼灸師・柔道整復師．

大阪生まれ．

1993年　明治鍼灸大学（現・明治国際医療大学）卒業．
1996年　橋本鍼灸治療院を開設．
2004年　平成医療専門学校卒業．
現在，鍼灸整骨院4院と薬局1店舗を経営．行岡鍼灸専門学校講師．

痛みに効果
経筋体操　簡単・即効の等尺性運動療法

2018年5月25日　第1版　第1刷発行

編著者　橋　本　多　聞
発行者　竹　内　大
発行所　錦　房　株式会社
　　　　〒244-0002　横浜市戸塚区矢部町1865-8
　　　　TEL/FAX　045-871-7785
　　　　http://www.kinfusa.jp/
　　　　郵便振替番号　00200-3-103505

Ⓒ kinfusa, Inc., 2018.〈検印省略〉　　　印刷／製本・真興社

乱丁，落丁の際はお取り替えいたします．

ISBN978-4-9908843-2-1　　　　　　　　　Printed in Japan

既刊書
医学・医療原論―いのち学＆セルフケア
渡邉勝之編著　B5判　126頁　本体価格2,700円＋税

　少子高齢化が進み，病気・疾病の治療を中心にした医師任せの医療は時代遅れになりつつある．上医は"未病を治す"というように，病気になる前の生活者に注目する東洋医学の知恵に光が当たり始めている．編者はこれまでの病院へ行き治療をしてもらえば病気は治るという病気中心主義から，それぞれが"いのち"の主人公となり，能動的に健康を生成する健康中心主義への意識変革を要求する．"いのち"について深く考えるための示唆が得られ，これからの医療の方向性を探ることができる．セルフケアにも役に立つ

雑穀のポートレート
平　宏和著　A5判　146頁　本体価格2,500円＋税

　いま話題の雑穀について，栄養学・植物学・農学など，多角的視点からズームインし，等身大の雑穀像にフォーカスする．薬膳のレシピなども収載し，健康や食に関心のある方には最適な良書である．たくさんのカラー写真は著者の研究歴の足跡でもある．日本における文化・社会・民俗などとの深いかかわりもたどることができる．

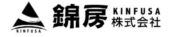